「もう歳だから…」
と言わずに、

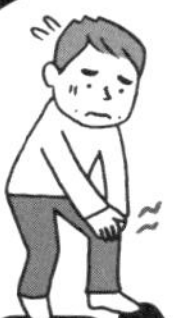

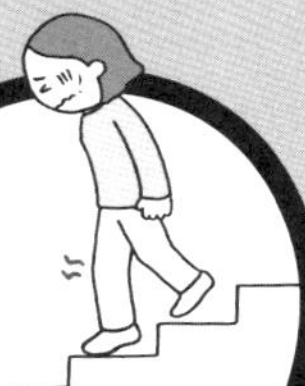

変形性ひざ関節症 今度こそ治す方法を教えてください！

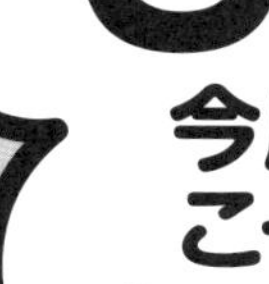

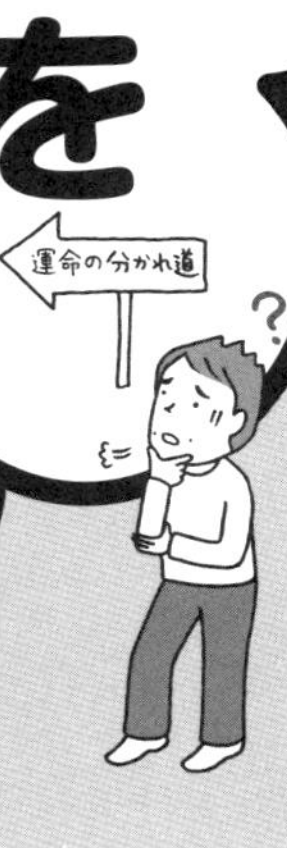

リソークリニック院長
NPO法人 腰痛・膝痛チーム医療研究所理事長
磐田振一郎

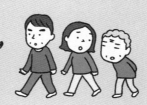

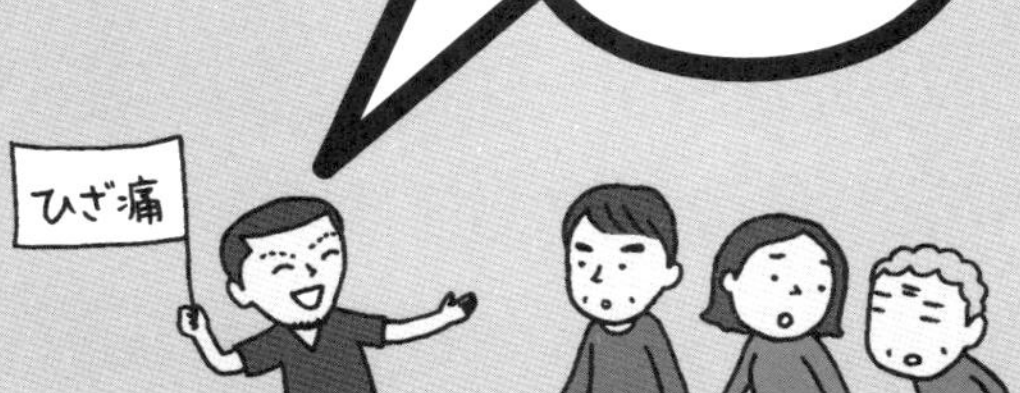

永岡書店

プロローグ

〝まさか……これって、ひざ痛ってやつ!?〟

忘れもしない、その思いがよぎったのは「犬のフン」が原因だった。

ある冬の日、取材帰りに歩道橋を下りようとしていた私は、下から2番目の階段に犬のフンを発見。それで、よしゃあいいのに、4段目あたりからフンを飛び越え大きくジャンプ!

着地したそのとき、右ひざにズキッという痛みが走ったのだ。

最初のうちは〝ま、気のせいだろう〟というくらいに思っていた。自分はまだ56歳。ひざ痛なんて70歳80歳の年寄りの病気だという先入観もあった。ところが、それ以降も寒さがひどいときに痛んだり、バスのステップを下りるときに痛んだり……。そういう症状が、思い出したように現われるようになってきたのだ。

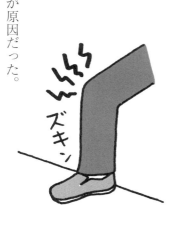

こういう〝ちょっとした不安〟は、なぜか他人に聞いてもらいたくなるものだ。私はとある居酒屋で日本酒をちびちびと飲みながら、編集者のIに語りはじめた。

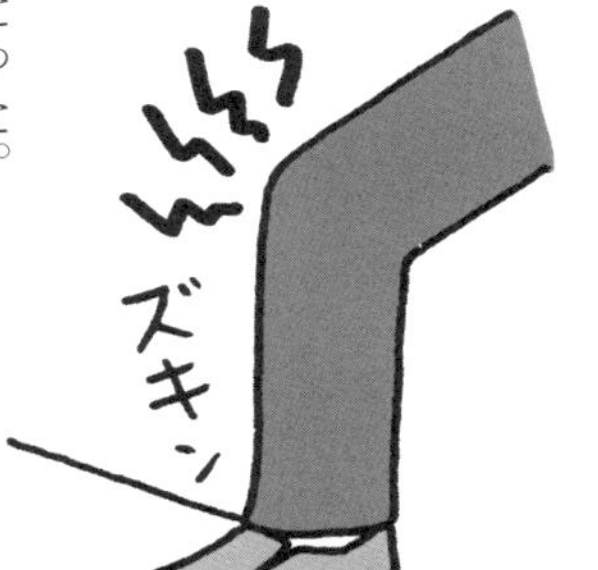

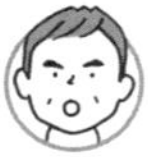
「近頃、どうもひざの調子が悪くてさあ……」

「ひざ……ですか？」

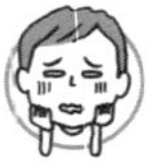
「うん、歩道橋の階段下りてるときに犬のフン飛び越えたら、着地のときにズキッと来ちゃってさ。ひざ痛って50代でもなるもんなんだね」

「……すごい、やっぱりAさんは持ってる人なんですね。犬のフンに感謝です」

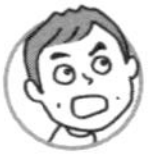
「え？　フンに感謝？？？」

「いや、じつはちょうど、編集会議でひざ痛本の企画が通って、ライターさんをどうしようか考えていたところだったんです。Aさん、この企画やってくれませんか？　ご自身のひざの状態、診てもらってもいいですし」

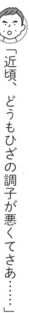

〝おいおい、昭和のドラマ並みに都合のいい展開だな〟とは思ったが、私はIの申し出を引き受けることにした。やはり、痛みを訴え始めた自分のひざがどういう状態なのかをきちん

と知っておきたかったのだ。

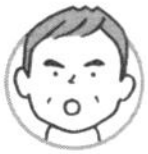
「で、その企画、どういう切り口なの？」

「ひざ痛で悩んでいる人って中高年を中心にとても多いですよね。お葬式なんかで親戚が集まると、必ず『ひざが痛い』って言ってるおばあちゃんやおじいちゃんが2、3人はいませんか？」

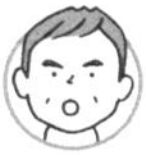
「うん、そうだね。そういや、ウチのおふくろもしょっちゅう『ひざが痛い』ってこぼしてるし、たしか姉貴もひざが痛むって言ってた気がするな」

「へえ、お母さんやお姉さんもひざ痛なんですか。だけど、こんなにポピュラーな病気なのに、ひざ痛の治療法ってあまり聞きませんよね。病院に行くなら整形外科でしょうけど、どんな治療をやっているのか、いまひとつピンとこない。手術は最終手段でしょうし……。一方、グルコサミンとかコンドロイチンなんかのサプリメントを利用している人はけっこう多いみたいですよね」

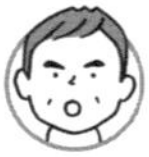
「ああ……、そう言えば、ウチのおふくろも飲んでたかな、そのグルコサミンを」

「これは僕の推測ですけど、ひざ痛って、どうやって治していけばいいのかで迷っている人がかなり多い気がするんです。いろんな道があって、みんなどの道を行けば正解なのかが分からなくて迷っているというか……。もちろん、軽症の人と重症の人とでは、治療の選択肢も全然違ってくるんでしょうけど」

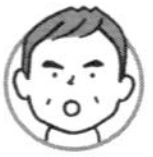
「つまり、その辺を取材して来いと？」

「そうです！　それで『ひざがこういう状態のときには、こう対処するのが正解だ』ということが分かるロードマップみたいな本ができるといいなと思っていたんです」

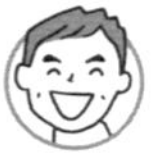
「その道案内を読めば、もうみんな迷わなくて済むというわけか……。よし、分かった。で、取材先はどうするの？」

「じつは、もう決まっているんです。整形外科医の磐田《いわた》振一郎《しんいちろう》先生。この先生、お医者さんにはめずらしい〝ぶっちゃけキャラ〟で、言いにくいこともズバズバと話して

くれるんです。しかも、整形外科だけの狭いワクに収まらず、接骨・整体の先生とか鍼灸や漢方の先生とかとも交流して、連携しながら治療をしている人です。この先生だったら『ひざ痛治療界のウラ事情』なんかも話してくれると思いますよ」

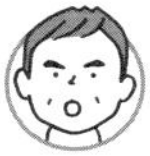

「へえ、ユニークな先生なんだね。外見はどんな感じの人？」

「えっと、坊主頭で、目つきは鋭くて、ちょいコワモテで……」

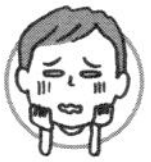

「こ、怖そうだな……」

「いや、やさしい先生ですよ。会ってみれば分かります。明日にでもライターのＡさんが取材しに行くって連絡しておきますから」

そういうことで、私は磐田先生のもとへ取材に行くことになった。

そして、その一連の取材を通し、ひざ痛という病気の奥深さ、ひざ痛治療界のさまざまな問題点を知ることになったのだ。もっともこのときはまだ、自分の姉や母親まで先生にお世話になるなんて思ってもいなかったが……。

本書では、これからこの「ひざ痛取材」の
一連の内容を磐田先生との会話形式で紹介していきます。
他では絶対に聞けないような
「お役立ち情報」や「ウラ情報」がてんこ盛りです。
〝そうだったのか！〟と
思わずひざを打つ情報も少なくないでしょう。
これを読めば、軽症・中等症・重症の各段階ごとに
「いま何をすべきか」
「これからどう痛みに対処すべきか」の
正しい道が見えてきます。
これらのアドバイスは、
ひざ痛に悩まされているみなさんにとって
必携の道案内ロードマップになるはずです。

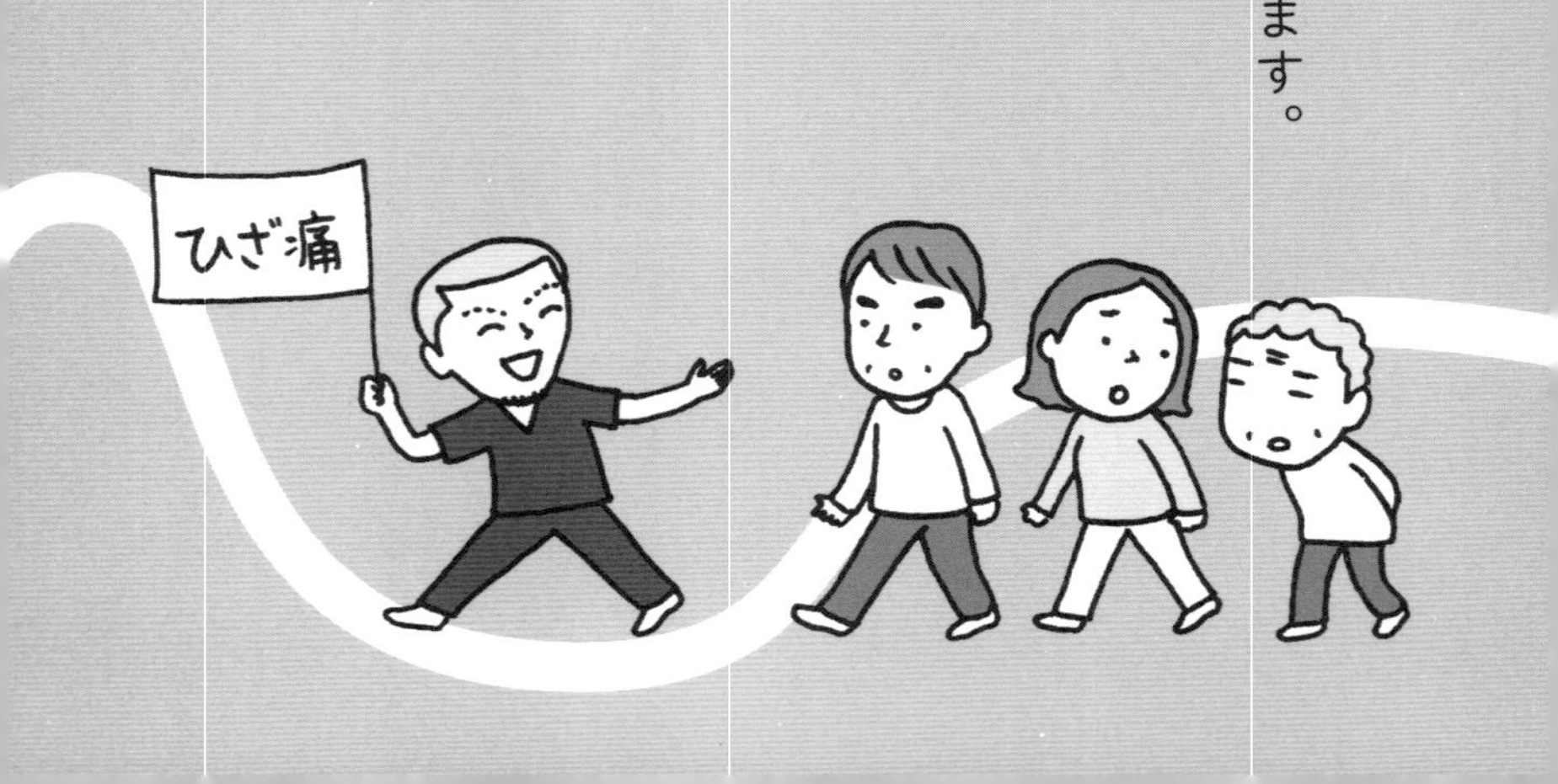

CONTENTS

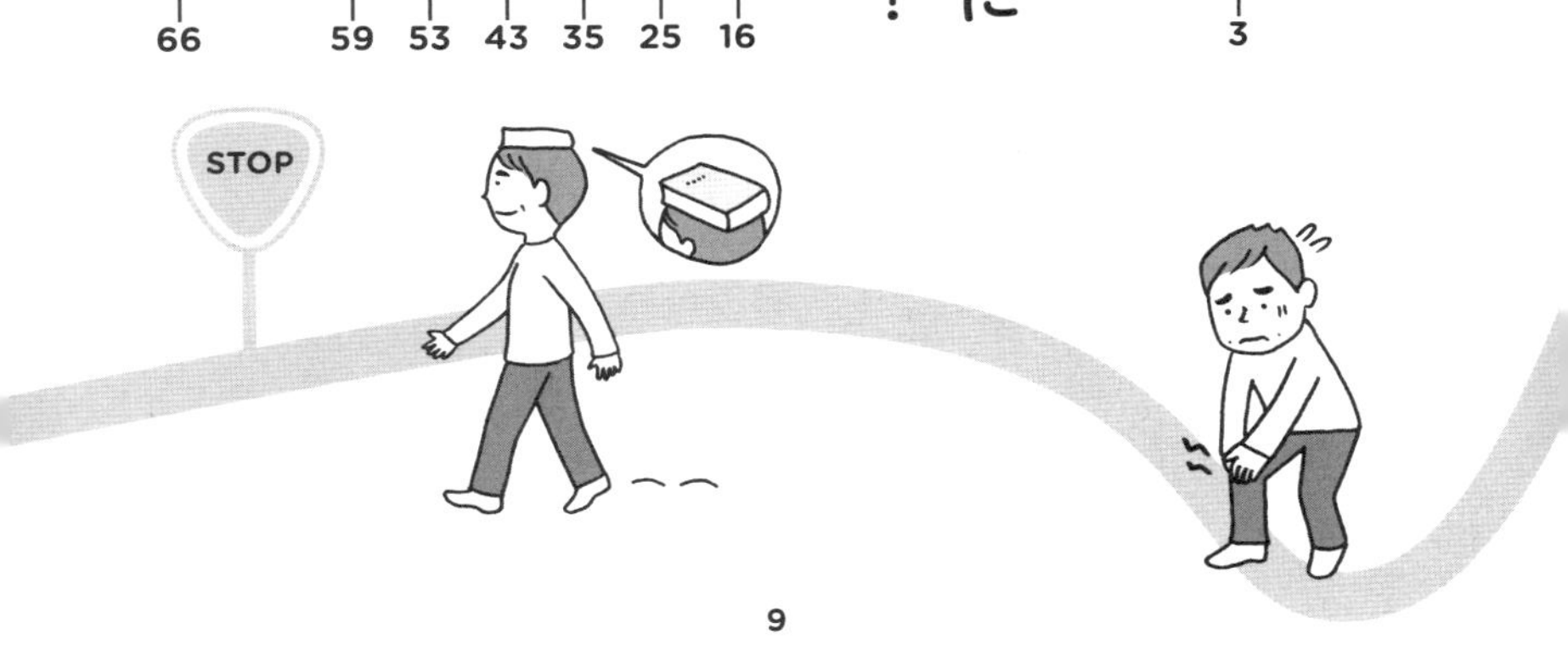

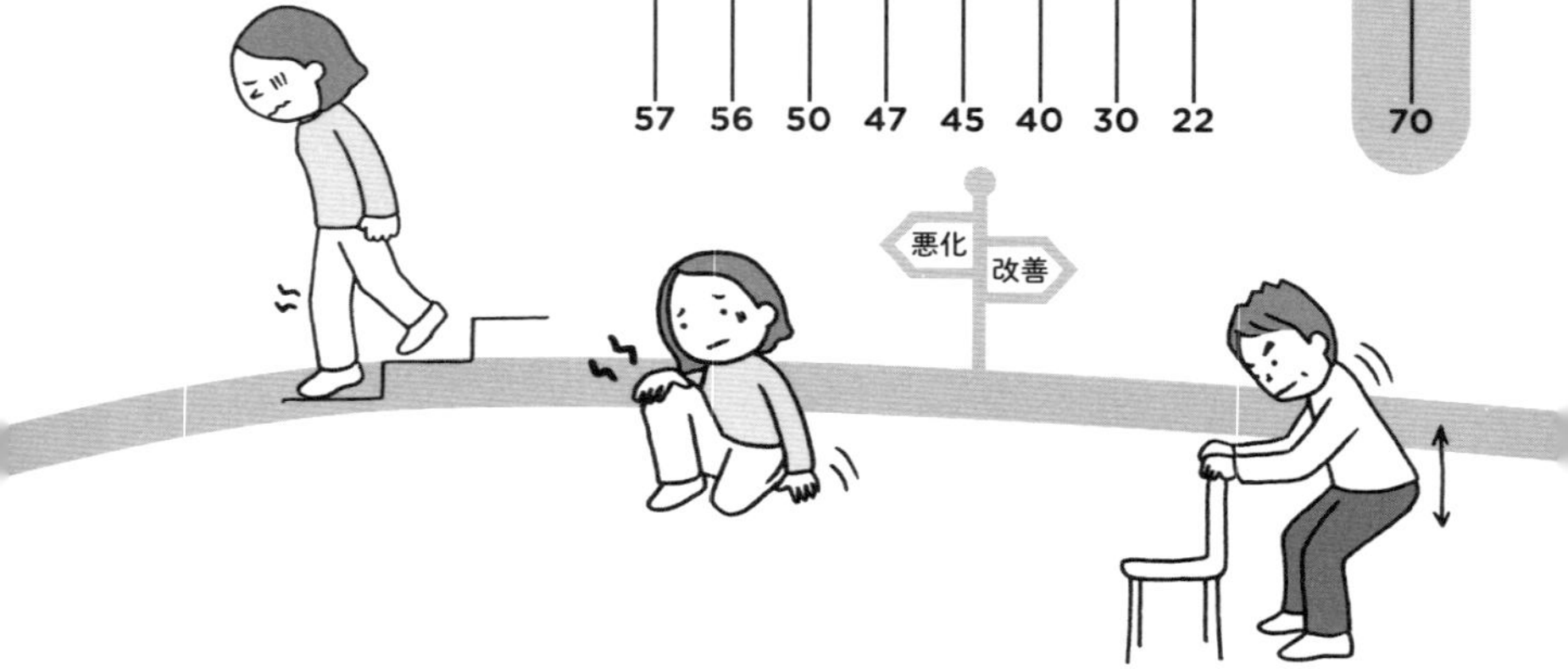
悪化
改善

PART 2 中等症期

キャー！ 痛みをガマンしてたら ひざに水がたまっちゃいました…

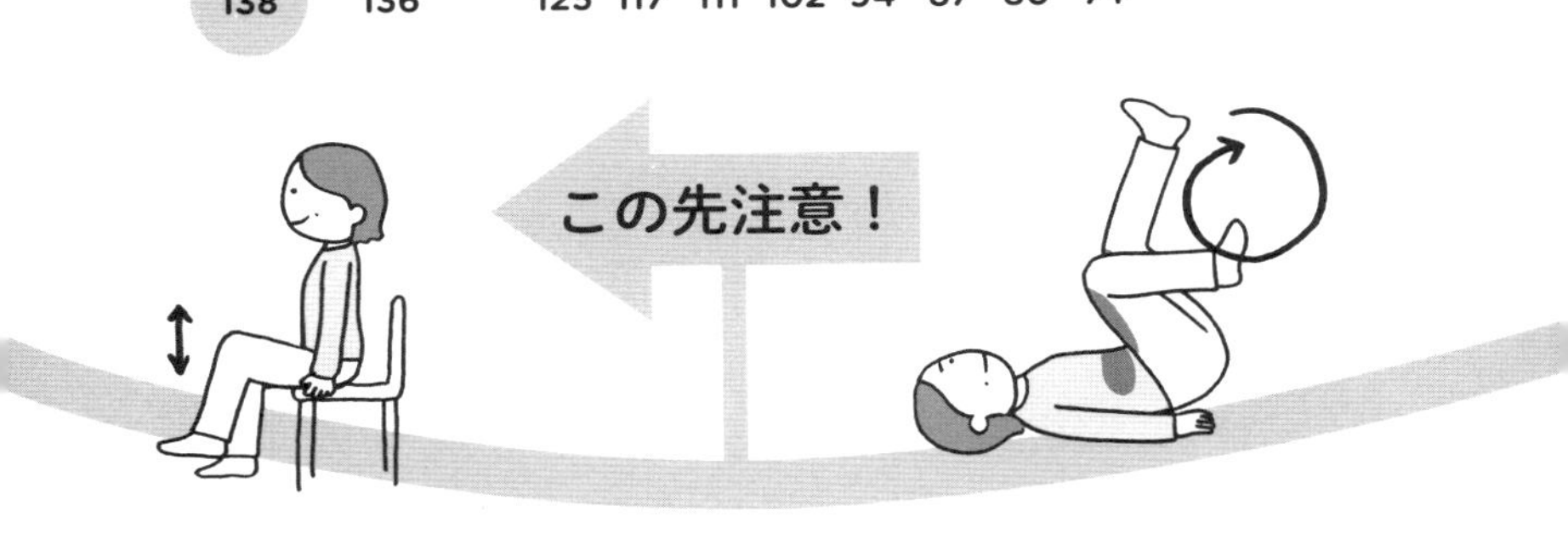

PART 3 重症期

ひざ痛がつらい…でも、手術は絶対に嫌なんです！ 何とかしてください…

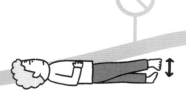

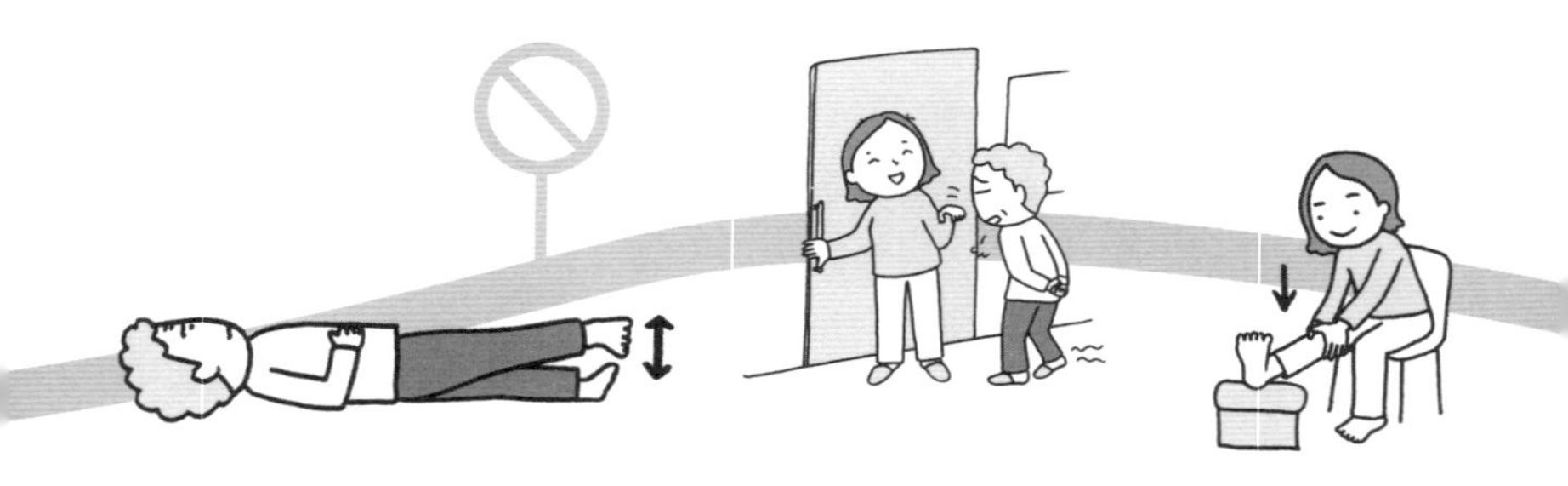

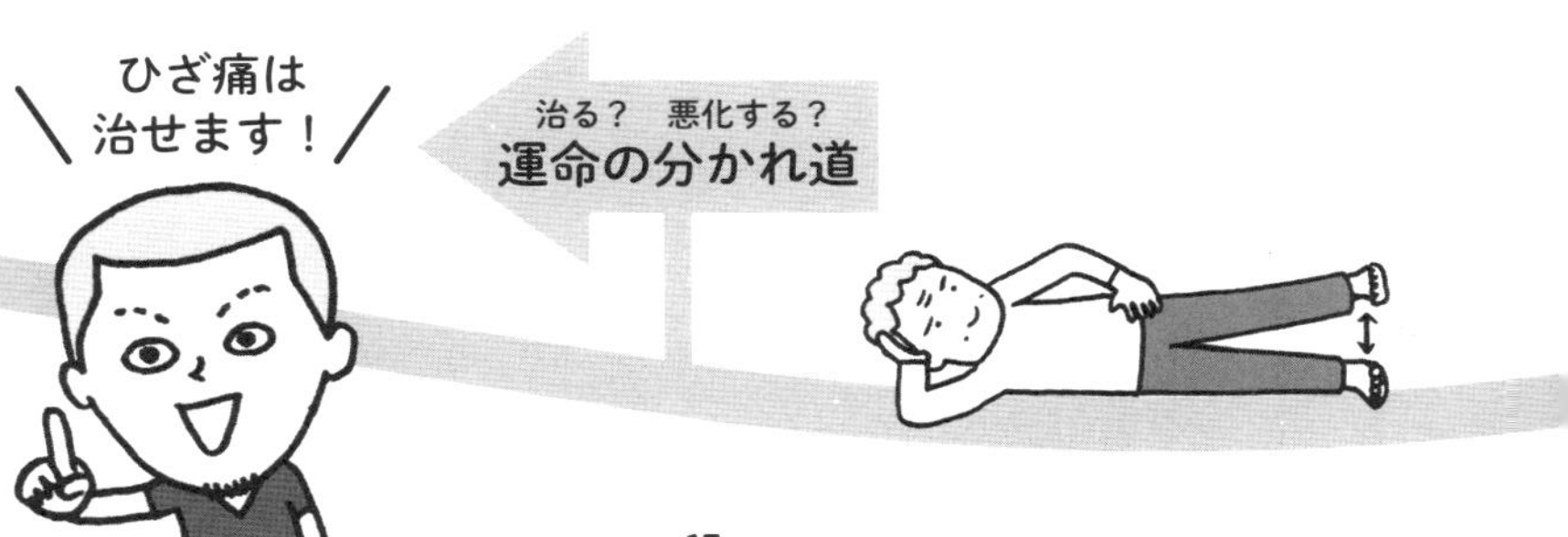

ひざ痛は治せます！
治る？ 悪化する？
運命の分かれ道

登場人物紹介

教える人

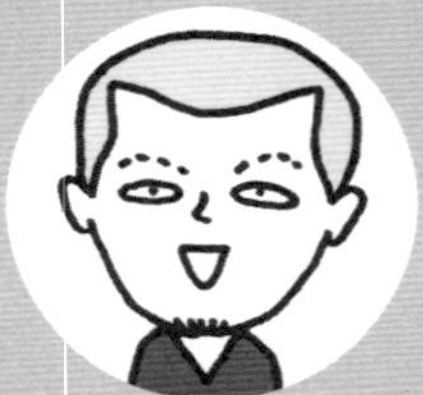

磐田振一郎先生

整形外科医。スタンフォード大学に留学し、ひざ関節を研究。関節の再生医療のスペシャリストであり、ひざ痛治療界をリードするホープ。整形外科領域だけにとらわれず、接骨・整体・鍼灸などとも連携をとって治療を行なっている。顔は怖いが、多くの患者から慕われている。

ひざ痛家族

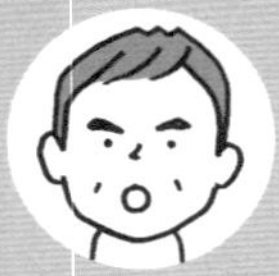

ライターA（56歳） ひざ痛歴6か月

健康系の記事を数多く手がける物書き。ひざ痛に見舞われたのを機に磐田先生に取材をすることとなった。自分ではまだ若いと思っていて、ひざ痛になったことにちょっとショック受けている。

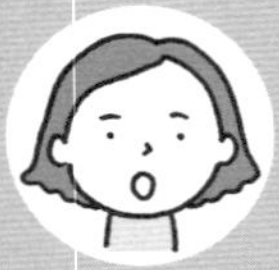

Aの姉（61歳） ひざ痛歴5年

パート主婦。最近ひざの症状が悪化してきて、どう対処していいのか分からず、少々途方に暮れている。お調子者、あわて者で「サザエさん的性格」の持ち主だが、家族思い。

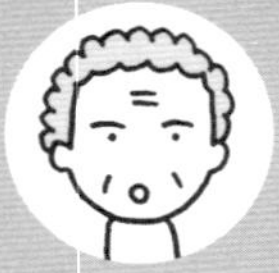

Aの母（82歳） ひざ痛歴25年

夫に先立たれ、ひとり暮らし。ひざ痛がつらくて、最近家にこもりがちになってきた。ひざの治療はいろいろ試してきたが、手術をするのは絶対に嫌！ 趣味は歌舞伎鑑賞。

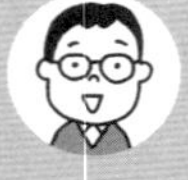

編集者I（42歳）

健康書を数多く手がける編集者。ライターAに磐田先生への取材を依頼した。

PART 1

軽症期

まだ56歳なのに、変形性ひざ関節症になっちゃいました…一体どうしたら?

あのう、このひざの痛みっていったい……

取材当日、私は少し緊張していた。

それというのも、編集Ｉから送ってもらった資料中の磐田先生の顔写真が予想以上にコワモテだったからだ。

眼光鋭い坊主頭……もし黒いサングラスでもしていたら、ちょっと近寄れないような感じ――。

このため、ひとり待合室で待っている間、〝ヘンな質問をして怒られたらどうしよう……〟とか、そんなことばかり考えていたのだ。

名前を呼ばれ、どぎまぎしながら診察室に入ると、そこには穏やかな笑みをたたえた先生が座っていた。

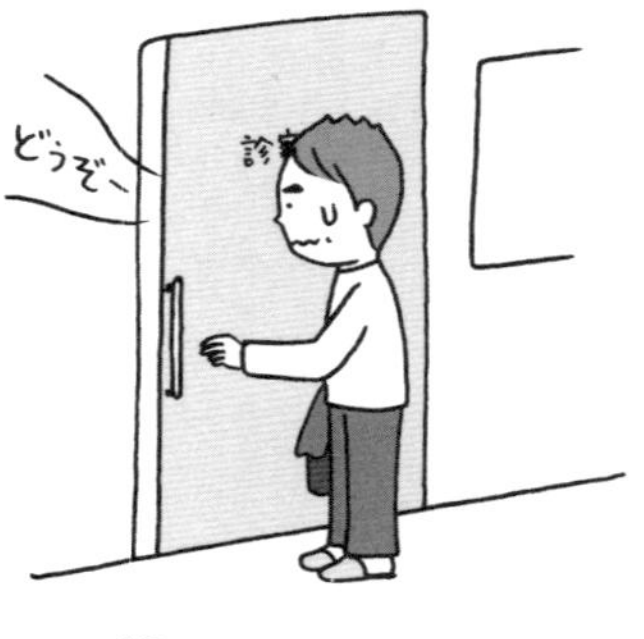

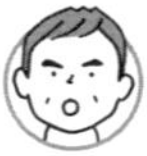

「今日はよろしくお願いします」

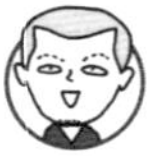

「Ａさんですね。編集のＩさんからだいたいの話は聞いています。今日の診療はもう終わってます。時間は気にしなくていいから何でも質問してください」

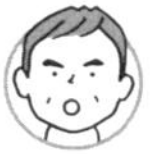
「ありがとうございます。では、早速なのですが、私自身のひざのことからお聞きしたいのですが……」

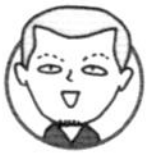
「ああ、ハイハイ、さっきひざのレントゲンを撮ってもらいましたよね……ふむふむ。では、いつ、どんなときに、どういう痛みがあるのかを教えてください」

私は「犬のフン」を飛び越えたときにズキンという痛みが走ったという経緯をはじめ、どういうシチュエーションで痛むかを説明した。

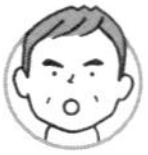
「あのう、このひざの痛みっていったい……」

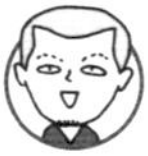
「Aさんは 変形性ひざ関節症 ですね。間違いありません」

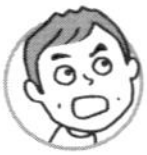
「ヘンケイセイ、ヒザ、カンセツショウ!?……何だか難しそうな病名ですね。変形っていうと、ひざがヘンな方向に曲がっちゃうとか……も、もしかして、かなりめんどうな病気なのでしょうか」

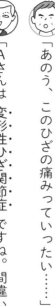

「いやいや、変形といってもひざがヘンな方向に曲がるわけではありません。変形するのは関節の内部。ひざ関節でクッションの役割をしている軟骨《なんこつ》がすり減って変形してきてしまう病気ですね。ひざ痛の中でもいちばん多いのがコレです。『ザ・ひざ痛』『ひざ痛・オブ・ザ・ひざ痛』っていう感じですかね」

ひざ痛・オブ・ザ・ひざ痛……？　なんだか、ずいぶんユニークな表現をする先生だなと思いながら、私は質問を続けた。

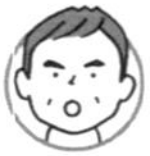

「ありふれたひざ痛っていうと、親戚が集まったときなんかに必ず何人かひざが痛いって言っているお年寄りがいますけど、私もそれと同じ病気だってことですか？」

「そう思っていいでしょうね」

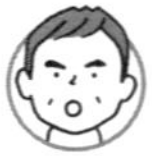

「それじゃ、私のひざの軟骨もだいぶすり減ってるんですか？」

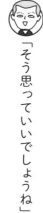

「いや、レントゲンを見るとAさんの軟骨はほとんどすり減っていません。初期はレントゲン画像ではたいして変化が見られないことが多いんです」

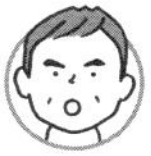

「じゃ、どうして……」

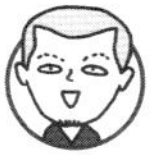

「変形性ひざ関節症のいちばん大きな特徴は、体重をグッとかけたときにひざが痛むってことなんですよ。Aさんは犬のフンを飛び越えようとジャンプしたり、階段を下りたり、急に立ち上がったりするときに、ひざの特定の部分に痛みを感じるわけですよね。それがまさに典型的な症状なんです」

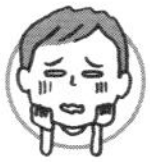

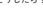

「そ、そうなんですか……。でも、まだ私50代なんですが、これくらいの歳でもひざ痛になる人は多いんですか？　私の中ではひざ痛って、70代、80代のお年寄りの病気っていうイメージだったんですが……」

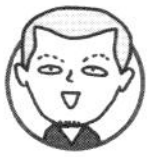

「50代でもわりといらっしゃいますよ。変形性ひざ関節症は、50歳以上の男性の10人に1人、50歳以上の女性の4人に1人が罹《かか》っているんです。罹患率《りかんりつ》は年齢が上がるほど高くなり、60歳以上の女性では、2人に1人が変形性ひざ関節症だと言われています。まあ、全体に女性のほうが多いんですが」

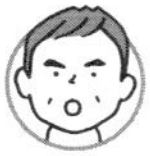

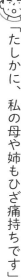

「たしかに、私の母や姉もひざ痛持ちです」

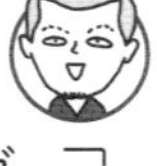

「ひざ痛は遺伝の影響もあるんです。あと、若い頃にスポーツや交通事故でひざをケガしたとか、半月板《はんげつばん》を損傷したとか、そういう人は、普通よりも早く変形性ひざ関節症の症状が現われる傾向があります。Aさんは心当たりは？」

「そう言えば、若い頃登山にハマっていた時期があって、下りの山道で足を滑らせて、3メートルくらい滑り落ちて岩にしたたかにひざを打ちつけたことがあります。それで早めの発症につながってしまったのでしょうか」

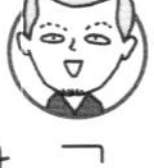

「可能性はありますね。本当は、過去にひざをケガした経験がある人は、もうそれだけで『自分は変形性ひざ関節症のハイリスク者だ』と考えたほうがいいんです。ただ、40代、50代の方だと『まだ自分は若い』という気持ちがあるせいか、ひざに痛みを感じても放っておいてしまう人が多いんですよ」

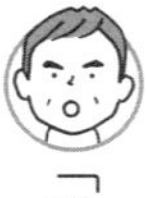

「私もそのクチです。たぶん、取材の話がなかったら放っていたかも」

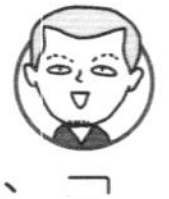

「それに、初期のひざ痛はずっと痛みが持続するというケースは少なくて、たまに『痛む時期』があるけれど、その後『痛まない時期』が長く続いたりするんです。それで

『いまは痛くないから大丈夫だろう』と放置してしまうんだけど、放っているとそのうちまた思い出したように痛みだしてくる……。そういうパターンを何度も繰り返している人がめちゃくちゃ多いんですね」

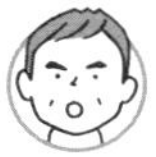

「なるほど……歯医者も痛くなければ行きませんからね。多少気にはなっていても、痛みがなければ、『とりあえず大丈夫だろう』っていう判断をしちゃいそうです。でも、だらだらと放っていたら当然マズイわけですよね。こういう軽症の時期に自分でひざの症状を見分ける目安ってないんですか？」

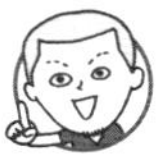

「ありますよ。ひざの痛みの原因って、大きく分けて3種類あるんです。ひとつめは『半月板の問題』、ふたつめが『軟骨の問題』、変形性ひざ関節症はこれに当たります。それとみっつめが『それ以外の筋肉・腱《けん》などの問題』です。これらのどれに当てはまるかは、簡単なチャートで判別できます（P.22図1）。ちょっとAさんもやってみてください」

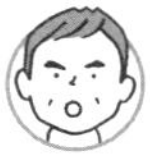

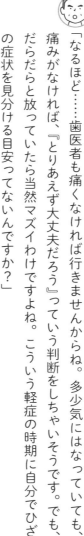

「えっと、私の場合は、ひざの曲げ伸ばしでは痛くないから『NO』で、体重をかけたときに痛いから『YES』……。なるほど、変形性ひざ関節症という『軟骨の問題』

【図1】ひざ痛の原因早わかりチャート

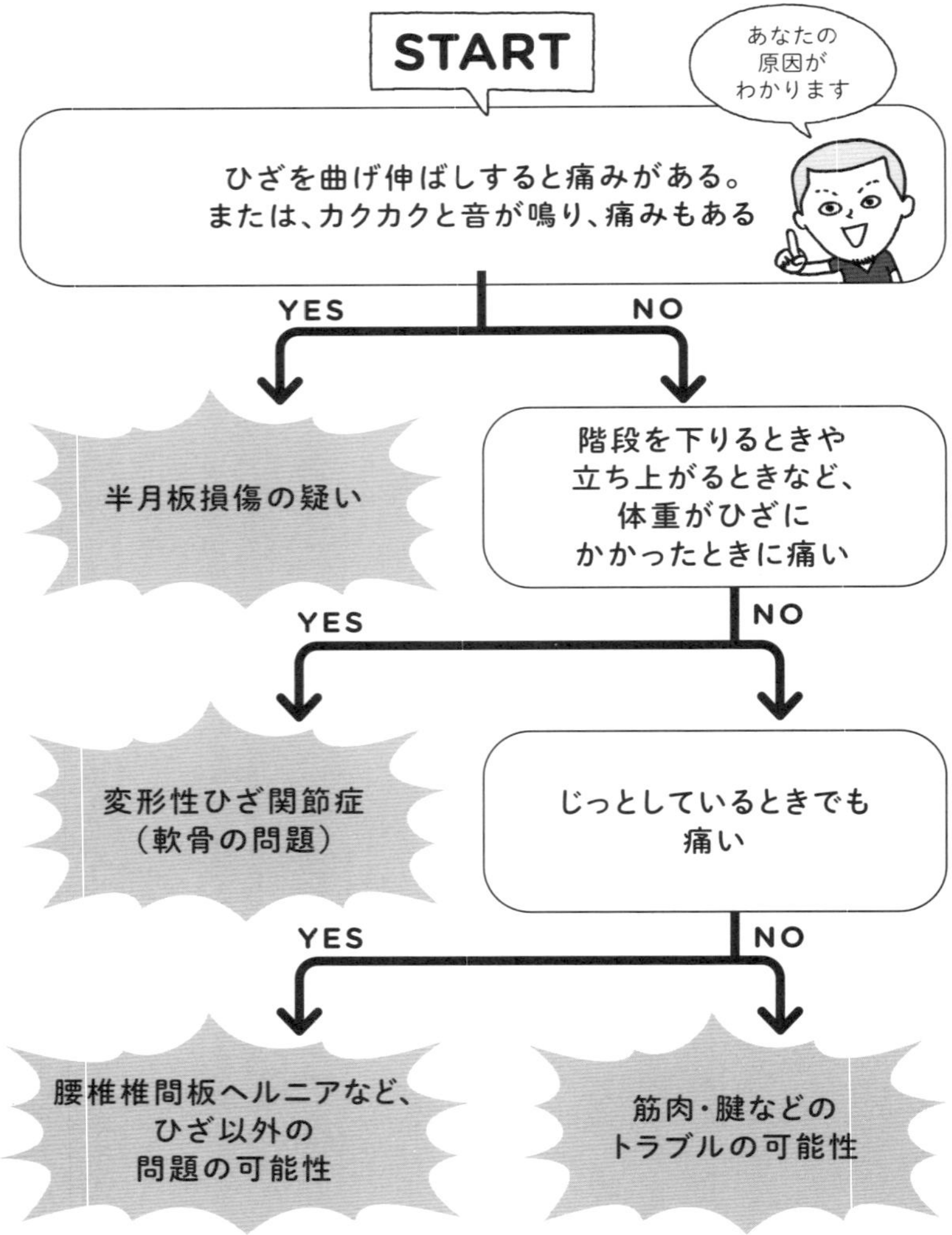

にたどり着くというわけか。これなら、自分でもある程度症状や原因を判断することができますね」

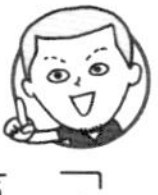

「そうなんです。そして、これをやって『ひょっとして、この痛みやヤバイのかな』と気づいたなら、やはりちゃんと医療機関を受診して、診断を受けてほしいですね。とにかく、早めに診断をつけて、シロクロをはっきりさせておくべき。診断がついて『自分は変形性ひざ関節症という病気を抱えているんだ』という自覚ができると、自分のひざを大切に扱うようになりますし、早めに予防対策を行なうようにもなります。そういう意識を持っているかどうかで、ひざの状態の進行や悪化を抑えられることも少なくないんです」

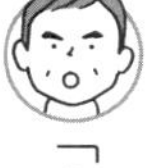

「やっぱり、なるべく大きな病院の整形外科に行ったほうがいいんですか？」

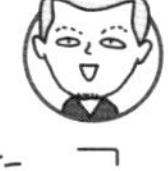

「いや、それはダメ！　大学病院とか地域の総合病院とかの大きな病院なんかへ行ったら、『こんな軽症なのに、何しに来たんですか』って顔をされるだけです。ひざ痛の診断は、どこへ行ってもまったく変わりません。お住まいの地域の『○△整形外科』で十分です。ただ、診断を下すにはレントゲンによる画像検査が必要となります。『接

骨院』『整体院』『鍼灸院』などの施設ではレントゲン検査ができないので、最初だけは整形外科へ行ってちゃんと診断を受けるようにしてください」

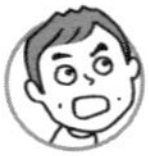

「最初だけ？」

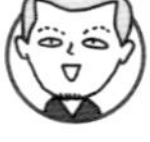

「うん、最初だけ……。ひざ痛の患者さんが整形外科を必要とするのは、極端に言えば『診断のとき』と『手術のとき』くらいのもの なんです。あとは必要がない限り整形外科なんか行かなくたっていい。逆に言えば、手術を検討するくらいに状態が悪くならないと、整形外科へ行ったところでたいした治療をしてくれないんですよ……。ま、このあたりの事情については、後でまたお話ししますね」

この先生、自分が整形外科医だというのに、こんなこと言っちゃっていいのだろうか。少しずつ〝ぶっちゃけキャラ〟の本領が出てきたということなのかな？――そんな思いを巡らしつつも、私は、こちらの質問に歯に衣《きぬ》着せずズバズバと答えてくれる先生のペースにだんだん乗せられていった。そして、次第にひざ痛に関して「頭に浮かんだ素朴な疑問」を遠慮なくぶつけていくようになっていった。

先生、変形性ひざ関節症ってそもそも治るんですか？

「先生、ひとつ『ド直球』の質問をしてもいいですか？」

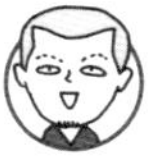

「どうぞ。何でしょう」

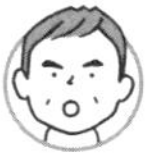

「ひざ痛って、そもそも治るんですか？」

「ハハハ、本当にド真ん中直球ですね。でも、たいへんいい質問だと思います。患者さんはこれがいちばん気になると思いますが、医師サイドはこの質問にちゃんと答えていないことが多いんですよね」

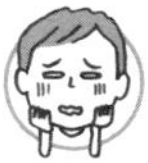

「……お医者さんがちゃんと答えないってことは、やはり治らないんですか？　ってことは、このまま20年も30年も、年寄りになるまでずっと痛みとつき合っていくしかない病気なんでしょうか」

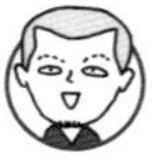

「まあ、そう焦らずに……。結論から言うと、構造的な問題は治せません。でも、日常生活で痛みがない状態にまで持っていくことはできます。『痛みがない』状態を『治った』と言うのであれば、『ひざ痛は治せる』と言っても差し支えないでしょう」

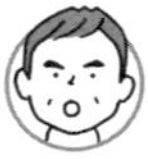

「？？？」

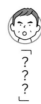

「分かりにくいですよね。じゃあ、まず、『構造的な問題は治せない』というところから説明しましょう。さっき、『変形性ひざ関節症は軟骨がすり減ってしまう病気だ』って言いましたよね。体重がかかるたびに関節内で軟骨がぶつかり合って、月日が経つごとに少しずつすり減っていく……。この構造的な問題は治すことができません。一度すり減ってしまった軟骨は、基本的にもう元に戻すことができないんです」

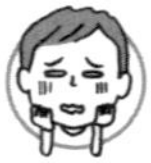

「変形性ひざ関節症になってしまったら、すり減っていく一方になってしまうと……」

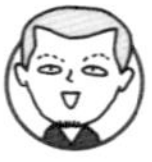

「すり減っていくか、それとも状態をキープできるかのどちらかです。基本、回復はしません。消しゴムが使うに従ってすり減っていくのと同じで、ひざの軟骨は消耗品なんですね」

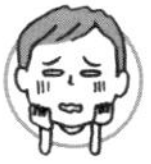

「じゃあ、私の軟骨も歳をとるごとにどんどんすり減って、ひざ関節の隙間がどんどん狭くなっていって、それとともに痛みなんかの症状もひどくなっていくというわけですか……」

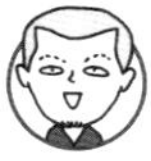

「そう思うでしょう？　ところがどっこい、そうなるとは限らないんです」

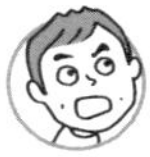

「え？？　どういうことですか？」

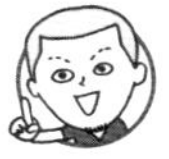

「軟骨の『すり減っている度合い』と『症状の強さ』が比例しない場合も結構あるんですよ。つまり、画像検査でかなり軟骨がすり減っていても、何の痛みも感じないという人もいるし、画像検査ではたいして軟骨がすり減っていないのに、ひざが痛くて歩けませんという人もいる。誤解している人が多いんですが、ひざ痛は必ずしも『軟骨がすり減ればすり減るほど痛みがひどくなっていく』とは限らないんですよ」

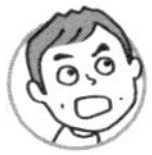

「じゃあ、私の場合も、このまま歳をとるとともにひざの痛みがひどくなっていくとは限らないんですか？」

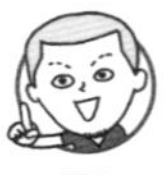

「もちろんそうです！　この先、少しずつ軟骨がすり減ってひざの関節の隙間が狭くなっていくのは避けられないかもしれません。しかし、だからといって、それとともに痛みなどの症状がひどくなるとは限りません」

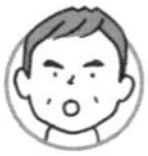

「……『ひどくなるとは限らない』ってことは、なかには、軟骨のすり減りとともにだんだん症状がひどくなっていく人もいるってことですよね」

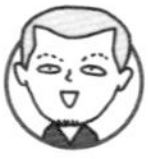

「たしかに、そういう人もいらっしゃいます。ただ、私も長年多くのひざ痛の患者さんを診てきましたが、軟骨の摩耗とともに年々症状が悪化していくパターンの人は、だいたい10人に1人くらいじゃないかな……」

「10人に1人ですか……。想像していたよりもだいぶ少ないですね。私は10人いれば10人とも歳とともに悪化していくものと思っていました。じゃ、10人のうちの残り9人はどういうパターンをたどるんですか？」

「よくなったり悪くなったりを繰り返している人がいちばん多いですね……。軽い症状のまま現状維持の人もいます。それに、だんだん痛みがおさまってくる人もいるし、

痛みがすっかり消えてなくなっちゃう人も少なくないんです。日常生活で痛みを感じなくなったら、患者さんにとっては、それはもう『治った』と同じことですよね」

「つまり、ひざ痛が治る人もいるわけですね。痛みがとれないパターンもあるけれど、痛みが出たりおさまったりするパターンもあるし、痛みが治るパターンもある。そう解釈すればいいのでしょうか（P.30図2）」

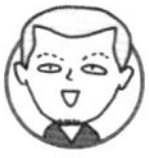

「そうですね」

「——となると、『痛みがおさまるパターン』や『痛みが完全に治っちゃうパターン』になるにはどうすればいいんですか？」

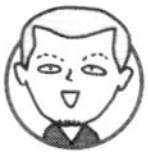

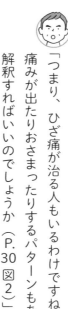

「当然、そこが気になりますよね。みんな、痛みがなくなるパターンの仲間に入りたいだろうと思います。でも、残念ながら『何が痛みがとれる決め手になっているのか』とか、『何が悪くなる決め手になっているのか』とかといったことは、まだ全然分かっていないのが現状なんです。ひざの内部構造はとても複雑で、軟骨のすり減り具合とか、その削りカスがどこをどう刺激したとか、内部の状況がほんのちょっと変化した

【図2】変形性ひざ関節症の進み方 4つのパターン

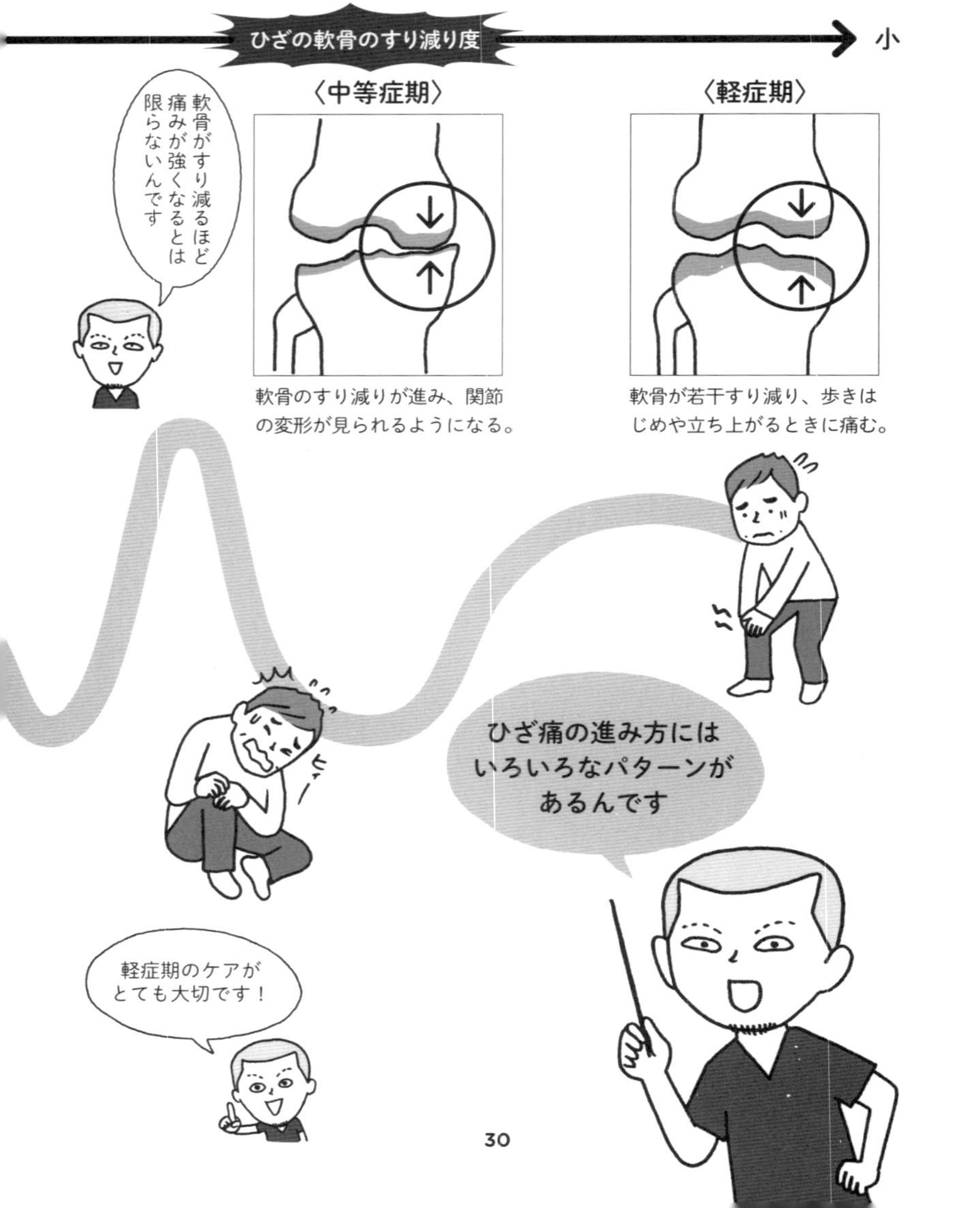

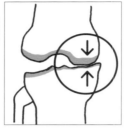

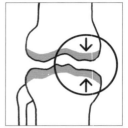

ひざの軟骨のすり減り度
小
〈中等症期〉
軟骨のすり減りが進み、関節の変形が見られるようになる。
〈軽症期〉
軟骨が若干すり減り、歩きはじめや立ち上がるときに痛む。
軟骨がすり減るほど痛みが強くなるとは限らないんです
ひざ痛の進み方にはいろいろなパターンがあるんです
軽症期のケアがとても大切です！

弱

大

ひざの痛み

痛みがなくなったり、徐々におさまってきたりするパターン

だんだん痛みが和らいだり、何かの拍子に痛みが消えたりするケースも。軽症期に予防や対策をしっかり行なえば、その可能性を高められる。

軽い症状のまま現状維持で進んでいくパターン

痛みはあるものの、軽い症状のまま進んでいくケースもある。痛みによって日常生活に支障が現われなければ、別に大きな問題はない。

よくなったり悪くなったりを繰り返すパターン

痛みがひどい時期もあれば、ほとんど痛みがない時期もあるなど、不調と好調が交互に繰り返される。ひざ痛でもっとも多いパターン。

軟骨の摩耗とともに年々悪化していくパターン

歳を重ね、ひざの軟骨がすり減ってくるとともに、痛みなどの症状が段階的に強くなっていく。10人に1人くらいがこのパターン。

強

〈重症期〉

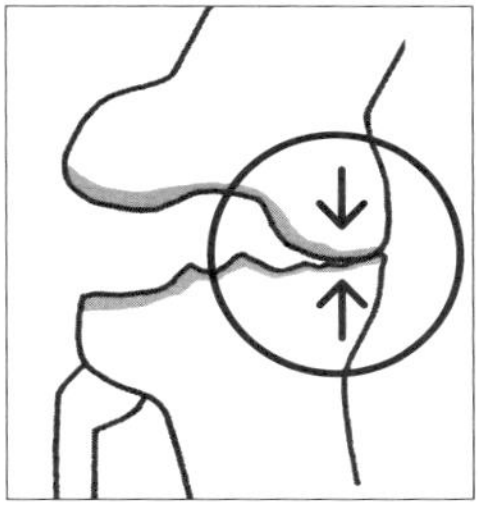

軟骨がほとんどすり減り、骨同士がぶつかり、強く痛む。

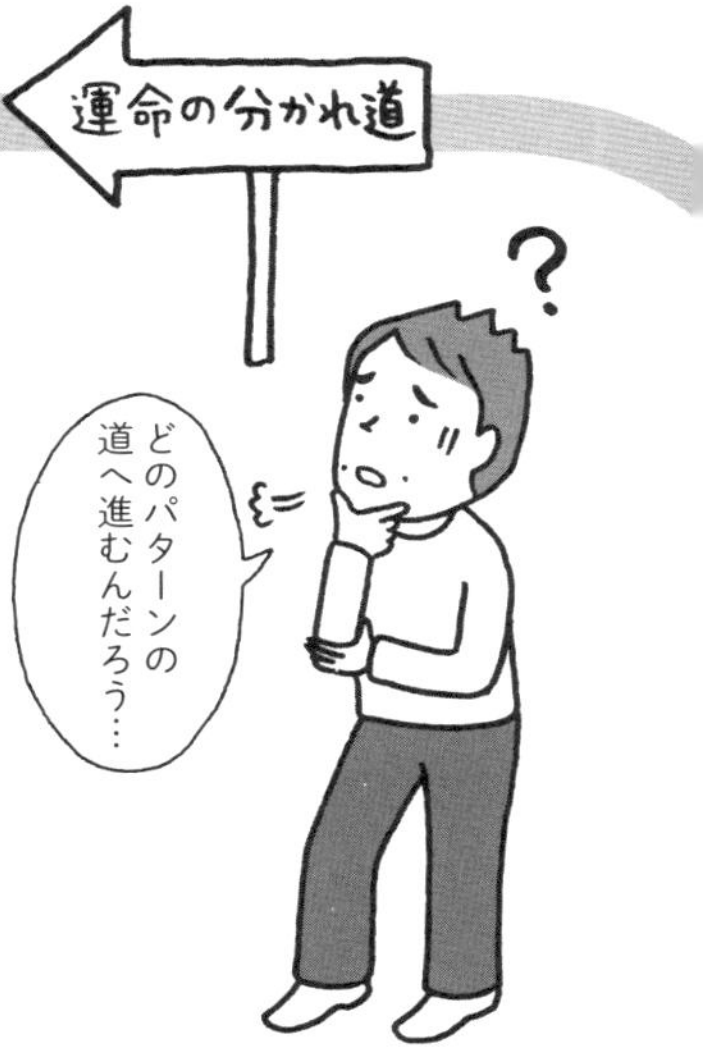
運命の分かれ道
どのパターンの道へ進むんだろう…

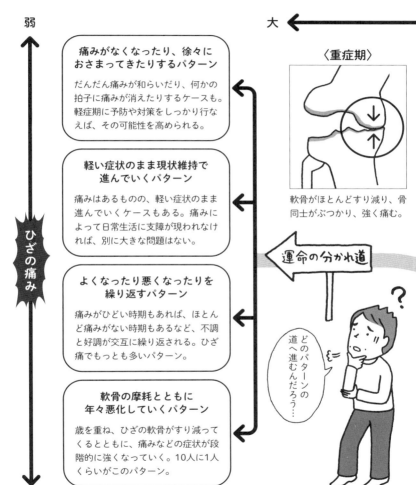

だけで痛みがおさまったり痛みがひどくなったりします。ただ、どういう変化が改善や悪化の決め手になっているかは解明されていない。せめて、そのメカニズムが分かっていれば、対策も立てやすくなるんですけどねえ……」

「すると、よくなるか悪くなるかは、運まかせみたいなものなんですか？　ひざの痛みが改善するか悪化するかの分かれ道があったとして、どっちの道へ進むのかを自分では決められないわけですか？」

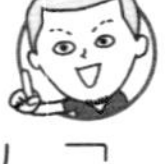

「いや、できるだけ悪い方向へ進ませないようにすることは可能です。『ひざ痛をこれ以上進ませないために、いまのうちからこういうケアや予防をやっておくといい』という対策法はけっこういろいろあります。しかも、軽症であればあるほど、使える策が多いし、その策が効果を発揮しやすくなるんです。そして、そういうケアや予防を早いうちから行なっていけば、運命の分かれ道を『悪化するほう』ではなく『改善するほう』へと進んでいける可能性が大きく高まるようになります」

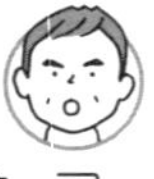

「そうすれば、『痛みがおさまるパターン』や『痛みが完全に治っちゃうパターン』の道へ進める可能性がグッと高まるわけですね」

「おっしゃる通り。だから、ひざ痛を起こしている構造的な問題は解決できないんだけど、早い段階からケアや予防をしっかり行なっていけば、『日々ひざの痛みにわずらわされない状態』にまで持っていくことが十分に可能なんです。そういう『痛みのない状態』を『治った』と称するのであれば――」

「ひざ痛は『治る』というわけですね」

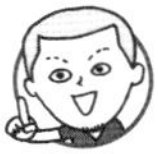

「その通り。ですから、Aさんも決して悲観することはありません。むしろ、ラッキーだと思いますよ。いまのような軽症段階で変形性ひざ関節症であることに気づいて、予防やケアをすれば『よい方向』へ持っていくことができるということをちゃんと知ることができたわけですから」

「たしかに……。そこに気づかないまま、何も対策せずにみすみす『悪化する道』へ進んでいってしまう人も多そうです。そこにちゃんと早く気づいているかどうかで将来けっこう大きな差がつくかもしれませんね」

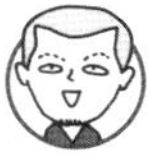

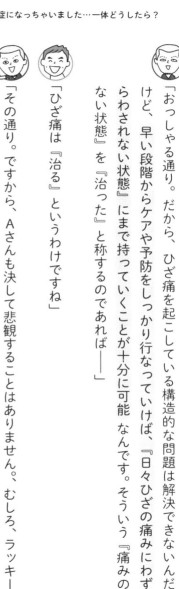

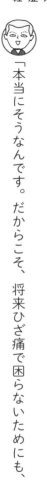

「本当にそうなんです。だからこそ、将来ひざ痛で困らないためにも、ひざに不調を

感じたなら、極力早い段階で整形外科へ行って診断を受けてほしい。整形外科とつき合うのは、最初の診断のときだけでも構いませんから……」

〝そうか、このまま悪くなる一方ってわけじゃないんだ〟〝今日、診断を受けられて自分はラッキーだったんだ〟——私は、取材を進めながらも先生の話す言葉にかなりホッとしていた。

あんなに怖がっていた先生の顔も、なんだかとても柔和でやさしく見えてきたから不思議なものだ。やはり人をイメージで判断しちゃいけないな……。

それにしても、これまで自分がひざ痛に対して抱いていたイメージも、だいぶ実情とは違っているようだ。私はさっきから気になっていた疑問点について先生に質問した。

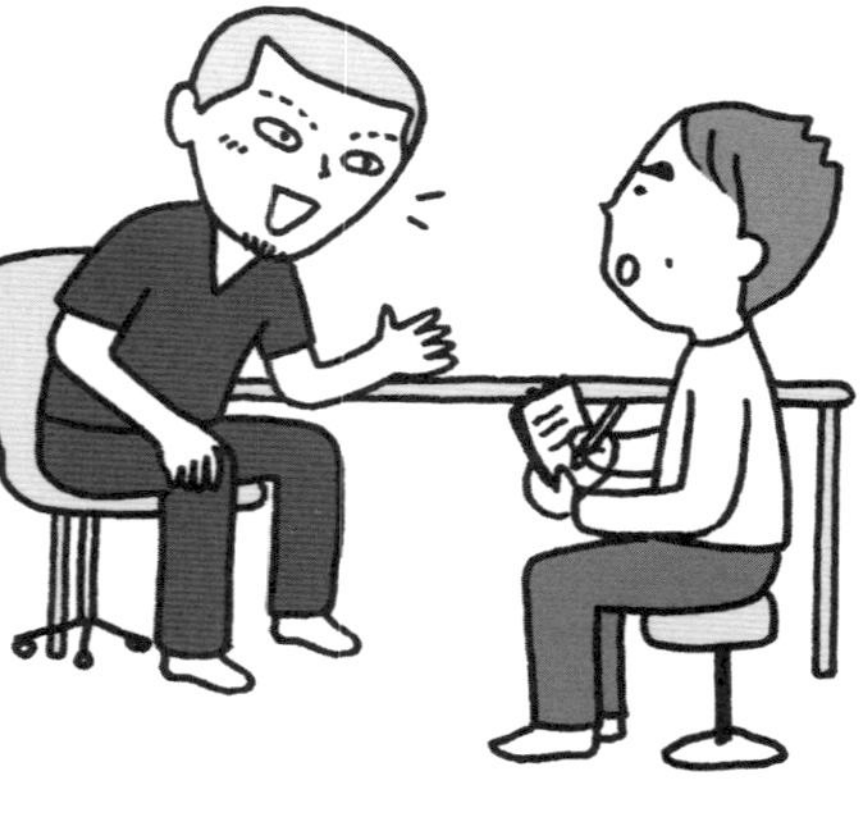

整形外科へ行くのは「診断」と「手術」のときだけでいい？

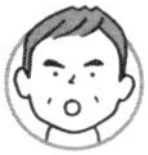

「さっきから気になっていたんですけど、磐田先生は整形外科のお医者さんなのに『整形外科へ行くのは最初だけでいい』なんて言っちゃっていいんですか？」

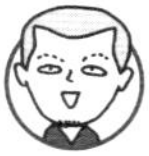

「だって、変形性ひざ関節症の診断がついたら、その後は整形外科ではほかにできる治療もたいしてありませんから……。軽症や中等症の段階でできることといえば、せいぜいヒアルロン酸を注入したり、炎症で水がたまったときに水を抜いたりするくらいです。それもやる必要がなければ『しばらく様子を見ましょうか』ということになります。カッコよく言えば保存療法なんですが、要するに、『他にこれといってできる治療もないし、もっとひどくなったらまた来てください』ということ。基本的に、ひざ痛のために整形外科でできることは『保存療法で様子を見る』と『手術をする』のふたつしかないんですよ」

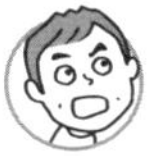

「えーーっ、様子を見るか、手術をするか……そのふたつしか治療法の選択肢がないんですか……知らなかった」

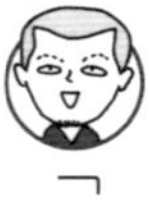

「これはもう、日本全国、どこの整形外科に行ってもだいたい一緒です」

「だから、診断をつけるには整形外科へ行かなきゃいけないけれど、それが済んだら、別に無理して行かなくてもいいと……」

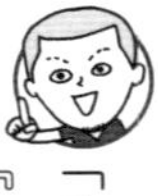

「そうですね。軽症や中等症の段階では、ひざが痛くて整形外科へ行ったとしても、『他にできることもないし、とりあえずヒアルロン酸でも打っておきましょうか』ということになりがちです。そういうワンパターンの対応しかしないような整形外科医だったら、思い切って通うのをやめてしまったほうがいいでしょうね」

「ほかの整形外科を探すのは？」

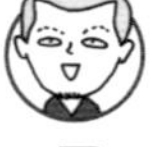

「いや、この段階で整形外科で行なう治療はどこも同じです。クリニックや病院を変えたところで意味ないと思います」

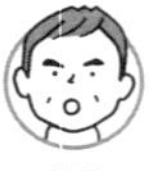

「じゃ、整形外科に行くのをやめて、接骨院とか整体院とか鍼灸院とか、そっち方面へ浮気しちゃってもいいんですか」

「ハハハ、どんどん浮気しちゃってください。痛みを和らげるという点では、そっちのほうが効果が上がることも少なくありません」

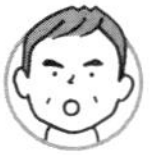

「たしか、磐田先生は接骨院、整体院、鍼灸院の先生方とも連携をとって、治療のためのネットワークをつくっているんですよね」

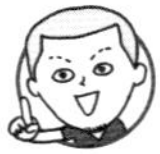

「ええ、やっています。患者さんにこちらからおすすめの治療院を紹介することもありますよ。基本的に、副作用なく痛みがとれるのであれば、どんな治療院に行っても構いません。ただ、接骨、整体、鍼灸は、整形外科と違って施術のやり方が十人十色なんです。いろんなやり方をしている先生がいるので、患者さんの症状によって合う場合もあるし、合わない場合も出てくる。そこが難しいところですね。私はとりあえず**2か月通ってみて効果がないと思ったら他の施設を当たる**ようにすすめています」

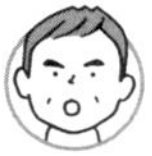

「浮気をするにも、相手をよく見て、自分に合うかどうかをたしかめていかないといけないわけですね」

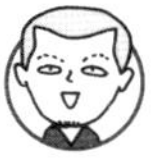

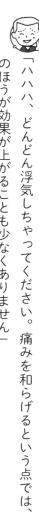

「そうですね。ダメなら次、ダメなら次で、よく見比べながら自分に合うところを探

していけばいいと思います」

いやはや、整形外科のひざ痛治療の選択肢が「様子を見るか」「手術をするか」のふたつしかないってところにはちょっと驚かされた。整形外科ではらちが明かない、手術はまだ考えられない、でも、ひざは痛む——きっと、そういう人たちが接骨院や整体院、鍼灸院にどっと流れ込んでいるんだろうな。そう考えれば、街の接骨院や鍼灸院がひざが痛いお年寄りでいつも混み合っているのもなるほど納得がいく……。

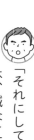

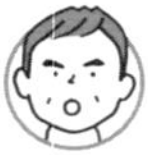
「それにしても、先生みたいに整形外科医なのにもかかわらず、患者さんに接骨や整体、鍼灸をすすめるお医者さんって多いんですか？」

「いや、私はかなりの少数派です。私のような変わり種の整形外科の医者は滅多にいないと思ったほうがいいでしょうね。むしろ、逆です」

「逆？……というと？」

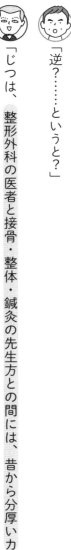

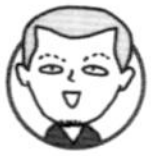
「じつは、整形外科の医者と接骨・整体・鍼灸の先生方との間には、昔から分厚いカ

べが存在してるんですよ。お互いに敵対しちゃっていると言ってもいい（P.40図3）」

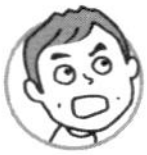

「敵対関係ですか……」

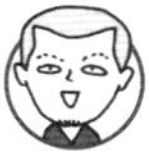

「ええ。ただ、敵対関係と言っても勝手にカベをつくっちゃってるのは整形外科サイドのほうなんですけどね。要するに、プライドが高くて、完全に『上から目線』で接骨や鍼灸の人たちを見ちゃってるんですよ。〝キミたちさぁ、ひざの痛みをとるって言うけど、それって何かエビデンスでもあるの？〟みたいな感じで下に見ちゃってる。たぶん彼らには『接骨』『整体』『鍼灸』といったワードを聞いただけで〝あやしいもの〟〝まがいもの〟と判断するような偏見が刷り込まれてしまってるんでしょうね」

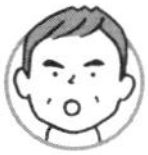

「そんなふうに低く見られていたら、決していい気持ちはしませんね」

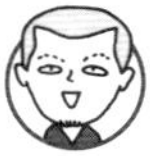

「そうでしょう。だから、整形外科サイドに嫌な感情を持っている接骨や鍼灸の方々も少なくありません。まあ、接骨・整体・鍼灸サイドの人たちから見れば、〝なんだ、アイツらお高くとまりやがって〟〝結局、手術しかしていないくせに〟〝患者の日常の痛みをとっているのはオレたちなんだぞ〟といった思いはあるかもしれませんね」

【図3】「整形外科」と「治療院」は仲がよくない

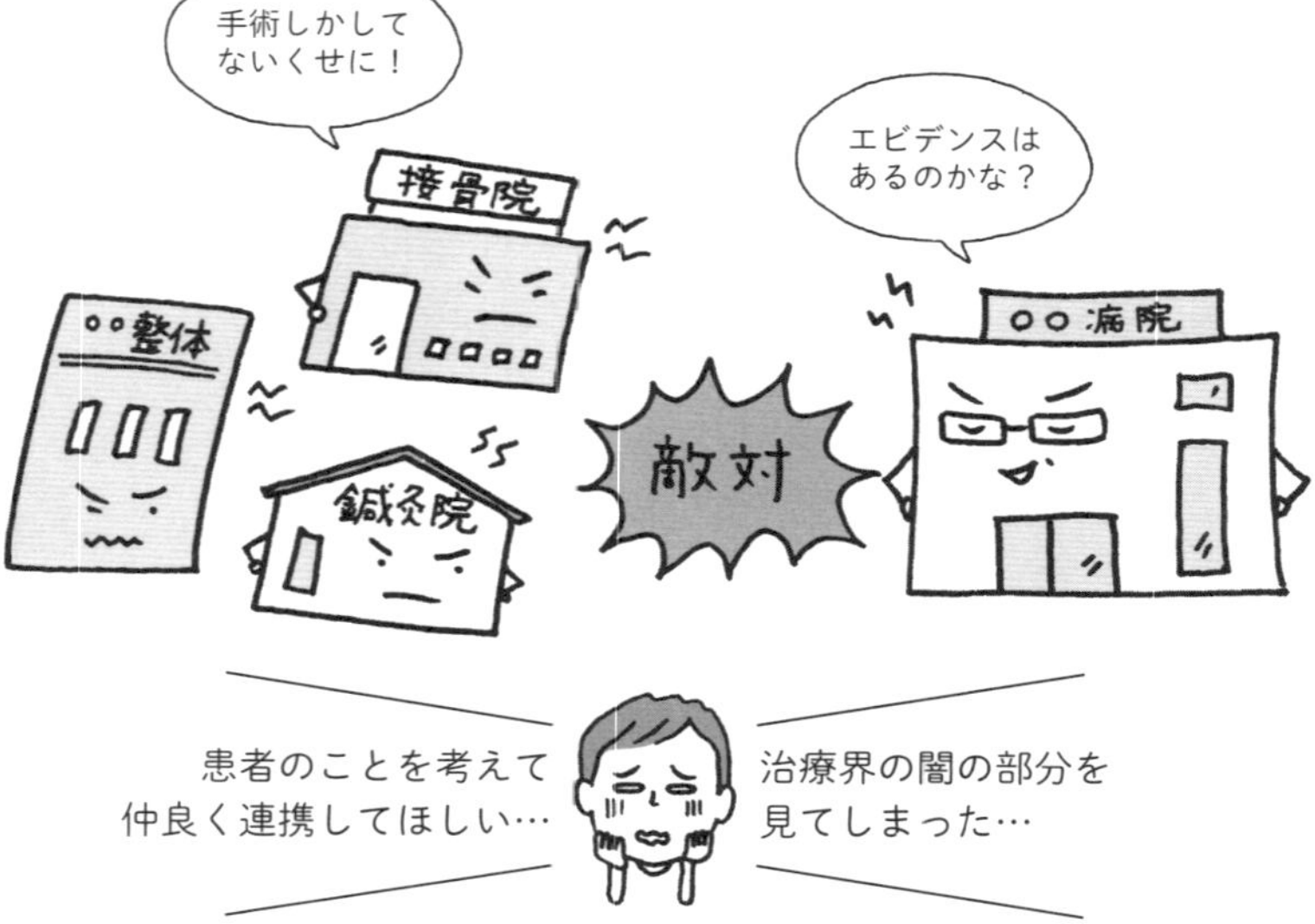
手術しかして
ないくせに！
接骨院
○○整体
鍼灸院
敵対
エビデンスは
あるのかな？
○○病院
患者のことを考えて
仲良く連携してほしい…
治療界の闇の部分を
見てしまった…

治療院の利用メリット

- ▶痛みを取るためのさまざまなハウツーを持っている
- ▶整形外科でらちが明かないときに気軽に頼れる
- ▶施療の選択肢が多い

整形外科の利用メリット

- ▶ひざ痛の診断を受ける（画像検査が必要）
- ▶注射が必要な場合（ヒアルロン酸注射・ひざの水を抜くなど）
- ▶手術をする場合

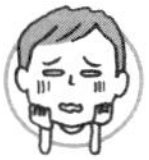
「なるほど……」

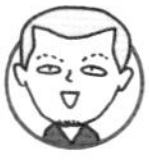
「でも、一応、接骨・整体・鍼灸サイドの人たちには、『整形外科サイドとも仲良くしよう』という気持ちはあるんですよ。実際、私みたいに『連携しながら一緒にやろうよ』と声をかければ、『おお、それはいい。こういう機会を待っていました』と賛同してくれる先生方がとてもたくさんいらっしゃいます。ところが、旧態依然の整形外科サイドの人たちは、接骨・整体・鍼灸サイドの人たちが歩み寄ろうとしても、それをかたくなに拒絶してしまっているわけです……」

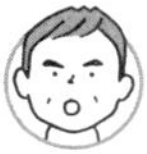
「カベをつくって、仲間に入れようとしないんですね」

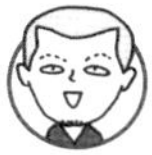
「まさにそう。まったく仲間と認めようとしないんです。整形外科の学会では、接骨・整体・鍼灸サイドがらみの発表をなかなか認めませんしね。もう、最初から無視して相手にしていないような感じなんです」

「そういえば、私の姉もひざ痛なんですが、『鍼灸を試してみたい』って言ったらいつも通っている整形外科の先生から『そんなところ行くなっ』って怒られちゃったみた

いで、仕方なく内緒でコソコソ鍼灸へ行っているらしいんですよ。まるで、こっそり二股かけて浮気しているみたいに……」

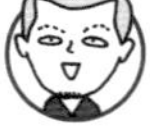

「ああ、それもよく聞く話です。コソコソ遠慮しながら二股をかける必要なんてまったくないんですけどね。結局、こういう犬猿の関係であおりを食っているのは、まさにひざ痛で悩まれている患者さん方なんです」

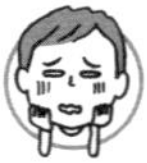

「なんだか、ひざ痛治療界の『闇の部分』を垣間見てしまったような……」

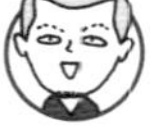

「フフフ……これくらいの闇、まだ序の口ですよ」

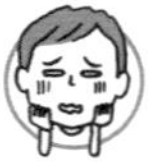

「先生、なんか、目が鋭く光ってて、お顔が怖いです……」

たぶん、広い医療界のなかでも、ここまで〝ぶっちゃけ〟で業界のウラ話を披露してくれるのは磐田先生くらいのものなのだろう。もしかしたら、いま自分はとても貴重な話を取材させてもらっているのかもしれない……。私は、眼光鋭くなった先生の迫力に多少気圧《けお》されつつも、今日取材ができたことに感謝をしつつ話を続けた。

ひざ痛を悪化させてしまう「NGな姿勢と歩き方」とは？

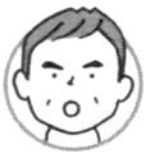

「あのう、話を戻すようですいません。さっき、変形性ひざ関節症は、早めに予防やケアをがんばれば、痛みに悩まされないような方向へ進めていくことができるっておっしゃいましたよね」

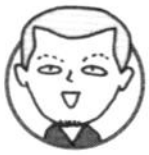

「はい」

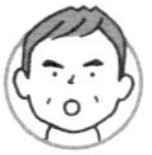

「私のような軽症段階では、どんな予防やケアを行なっていけばいいのでしょう」

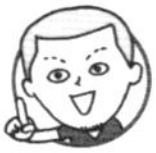

「うん、いろいろあるんですが、軟骨がたいしてすり減っていない軽症のうちに取り組んでほしいのは『姿勢』や『歩き方』の改善ですね」

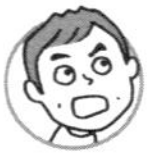

「姿勢と歩き方……ですか？」

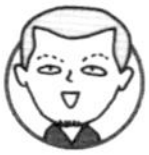

「そうです。ひざの関節には体の重みがどっとのしかかりますよね。このひざへの荷

重のかかり方って、どんな姿勢や歩き方をしているかでかなり大きく変わってくるんです。ですから、この先、ひざの軟骨をすり減らしたりひざ関節の隙間を狭くしたりするのを防ぐには、いまのうちに姿勢や歩き方を見直して、ひざにのしかかる負担を減らしておくほうがいいんですよ」

「なるほど理屈ですね。で、具体的にどういう点を見直していけばいいんでしょう」

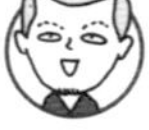

「Aさん、ちょっとそこの壁に背中をつけてまっすぐ立ってみてください」

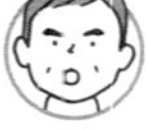

「え、はい……こういう感じですか」

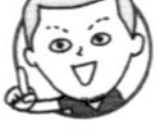

「正しい姿勢がとれていると、後頭部、肩甲骨、お尻、かかとの4点が壁に着きます。あと、腰にはちょうど手のひら1枚分のすき間ができます（P.45 図4）。では、そのまま片足のひざを曲げてゆっくり上げてみてください。ああっと、ちょっとグラつきますね……姿勢がきれいな人はスッと足を上げることができるんですが……」

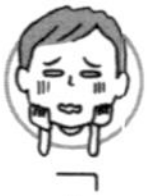

「……簡単なようで、意外に難しいですね。足をスッと上げられないのは姿勢バラン

【図4】ひざ痛予防のための姿勢チェック

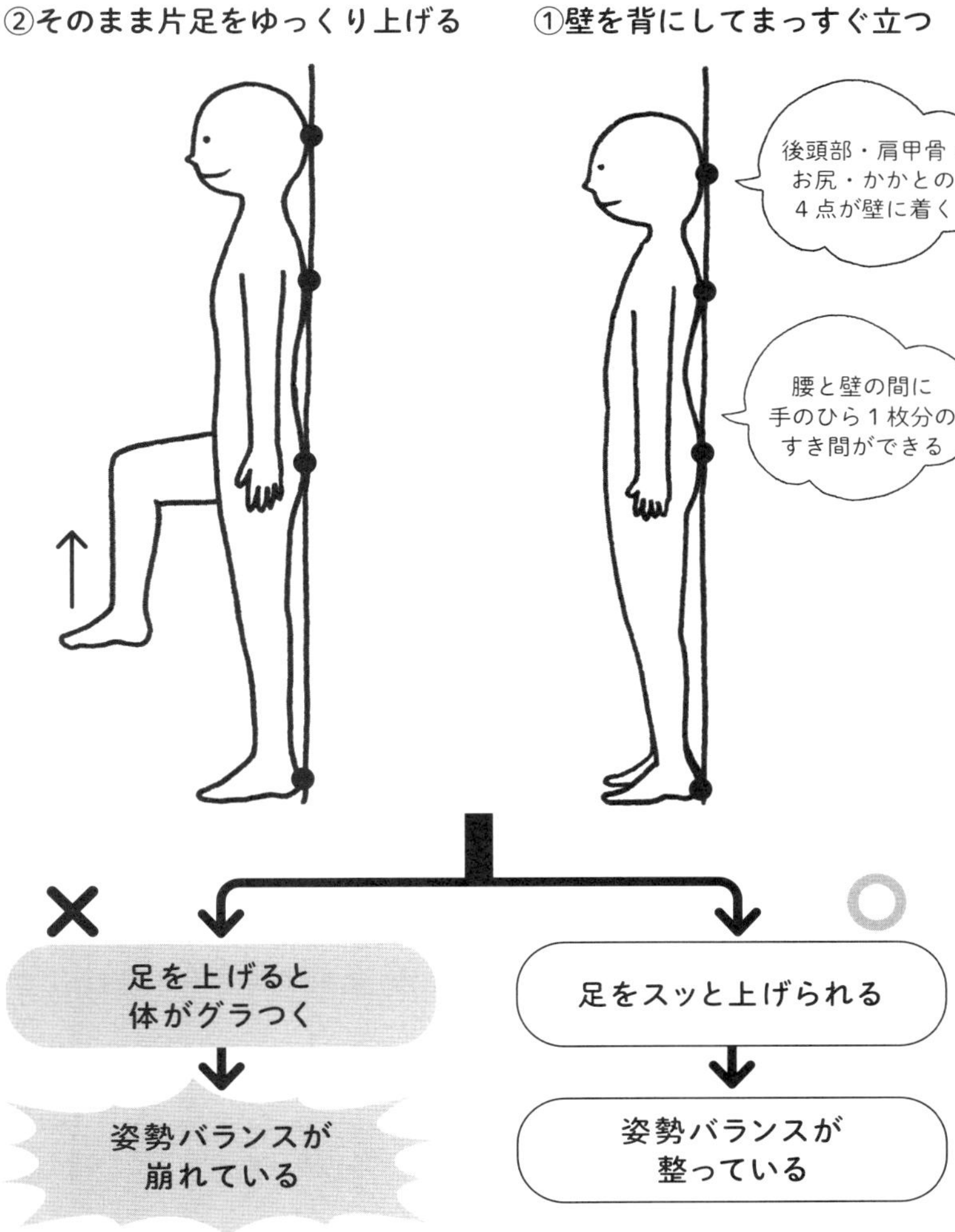

スが崩れている証拠なんですか？」

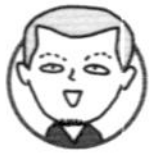

「その通りです。Aさんの場合、少し※ストレートネックとねこ背の傾向があるようですね。頭と上体が少し前傾してしまっています」

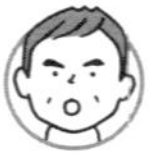

「ああ、自分でも多少自覚があります。ライターをやっていると、どうしても座ってばかりで背中を丸めちゃうんですよね」

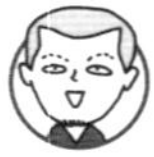

「では、次に歩き方をチェックしてみましょう。ちょっと、そこの廊下をいつも通りの感じで歩いてください」

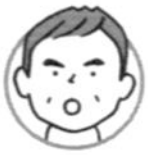

「はい……こうですか？」

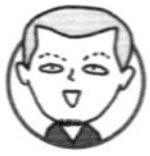

「歩き方に関しては、Aさんは問題ないようですね」

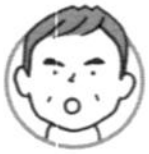

「問題があるのはどういう歩き方なんですか？」

※ストレートネックとは、頸椎のカーブがまっすぐになって、頭が前方へ出る現象のこと。

【図5】ひざを痛めやすい歩き方・痛めにくい歩き方

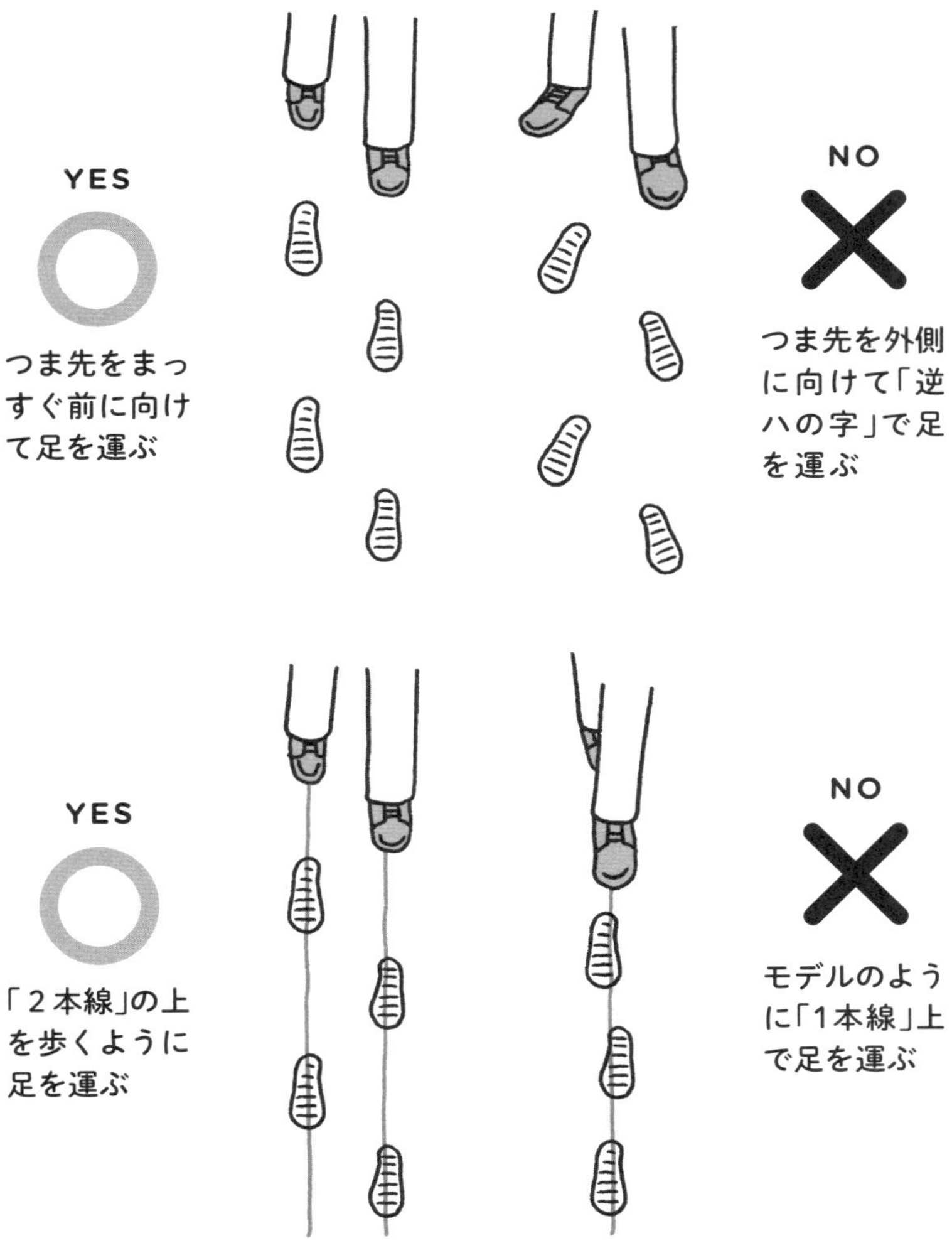
YES
つま先をまっすぐ前に向けて足を運ぶ
NO
つま先を外側に向けて「逆ハの字」で足を運ぶ
YES
「2本線」の上を歩くように足を運ぶ
NO
モデルのように「1本線」上で足を運ぶ

「ひとつめは、上から見たときに左右の足を開きながら進む歩き方（P.47図5右上）。また、ふたつめは、上から見たときに1本の線を歩くような歩き方。こっちはモデルさんのようにしゃなりしゃなりと歩くような足の運びをするパターンです（図5右下）。こういう歩き方をしていると、ひざの一部分に負担がかかり、『腸脛靭帯《ちょうけいじんたい》』というひざの外側の腱《けん》を痛めることにもつながります。ひざに負担をかけないためには、つま先を前に向け、肩幅より少し狭く、2本の線の上をたどるように足を運ぶのが正解です」

「無意識にひざを痛めやすい歩き方をしている人、けっこう多そうですね」

「そうなんですよ。あと、がに股歩きをする人や内股歩きをする人も要注意です。一歩一歩足を踏み出すたびに、ひざに余計な負担がかかりやすくなります。それと、Aさんのようにストレートネックやねこ背で前傾姿勢のクセがついている方は、ひざを曲げて歩くクセがつきやすいので注意してください」

「ひざを曲げて歩くっていうと、具体的にどういう状態なんですか？」

「普段から上体を前へ傾けていると、前へ倒れる体をなんとか支えようとする力が働

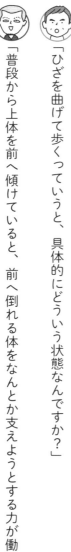

きますよね。すると、無意識にひざを曲げてバランスを保とうとするものなんです。そして、そういうクセがつくと、横から見たときにひざが曲がってくるようになる（P.50図6上）。ひざを曲げたままの状態で歩くのは、ひざ関節に大きな負担をかけることになるんですよ。だから、Aさんはなるべくひざをしっかり伸ばして歩くよう心がけるといいでしょうね」

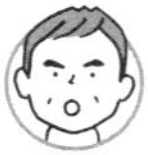

「なるほど……。でも、姿勢や歩き方って無意識にやっちゃってることだから、なかなか直そうと思っても直りませんよね。なんか、先生のおすすめの方法とかないんですか？」

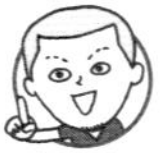

「姿勢や歩き方の矯正には、いろいろなハウツーがあるようですが、私は頭の上に本をのせて歩くトレーニングをおすすめします。頭の上に小ぶりの辞書とかをのせて、落とさないように注意しながらまっすぐ歩くんです。これを行なうと、自然にあごを引いて、背中をまっすぐ伸ばし、おなかに力を込め、ひざを伸ばしながら歩くようになります（図6下）。ストレートネックやねこ背の改善にもつながりますし、Aさんにはちょうどいいんじゃないかな」

【図6】ひざを曲げた歩き方はNG!

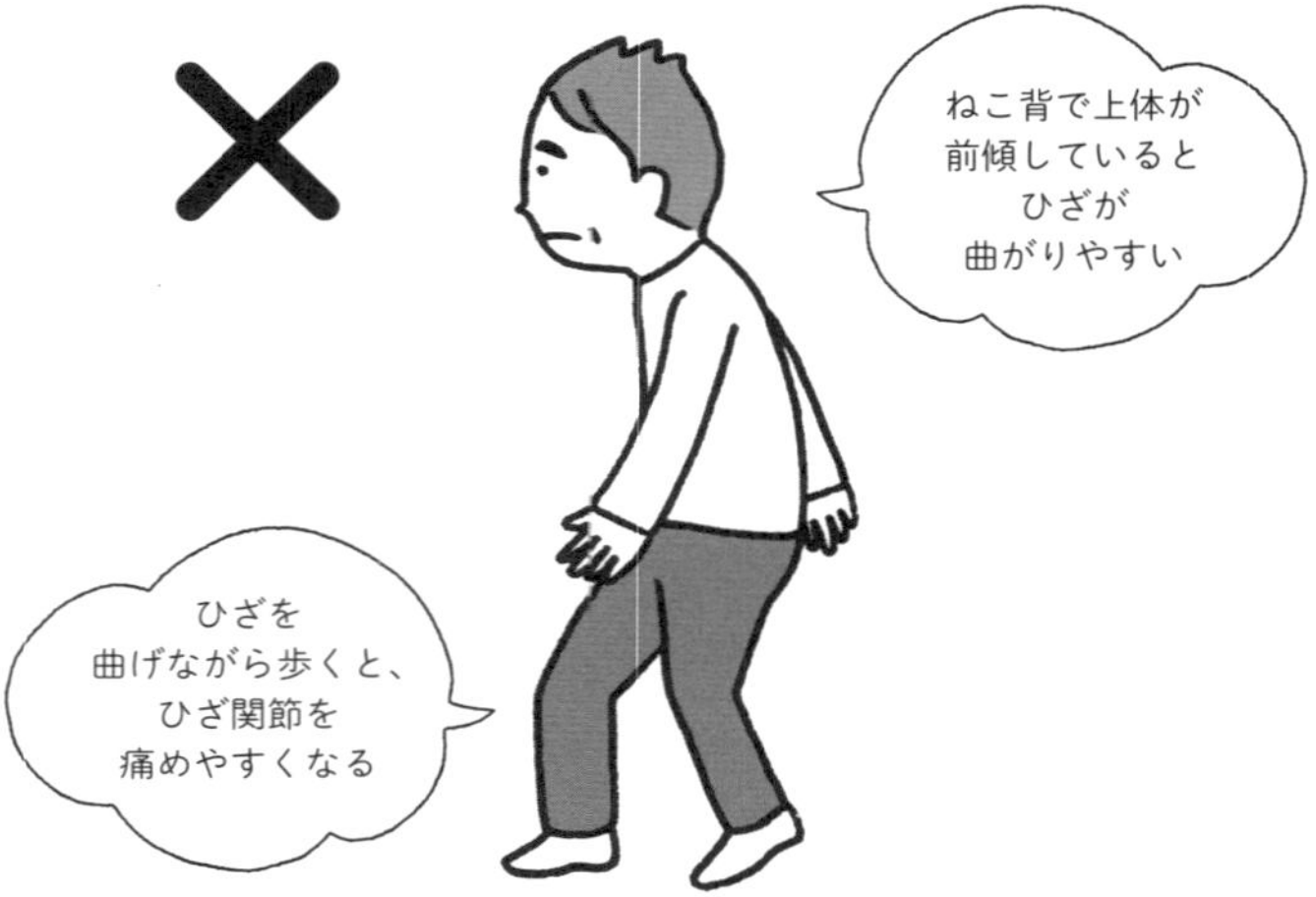
×
ねこ背で上体が
前傾していると
ひざが
曲がりやすい
ひざを
曲げながら歩くと、
ひざ関節を
痛めやすくなる

姿勢&歩き方の矯正には「本のせ歩き」がおすすめ

□あごをしっかり引く

□背すじを伸ばす

□おなかに力を込める

□ひざをまっすぐ伸ばす

□本を落とさないよう
重心バランスに注意して
歩く

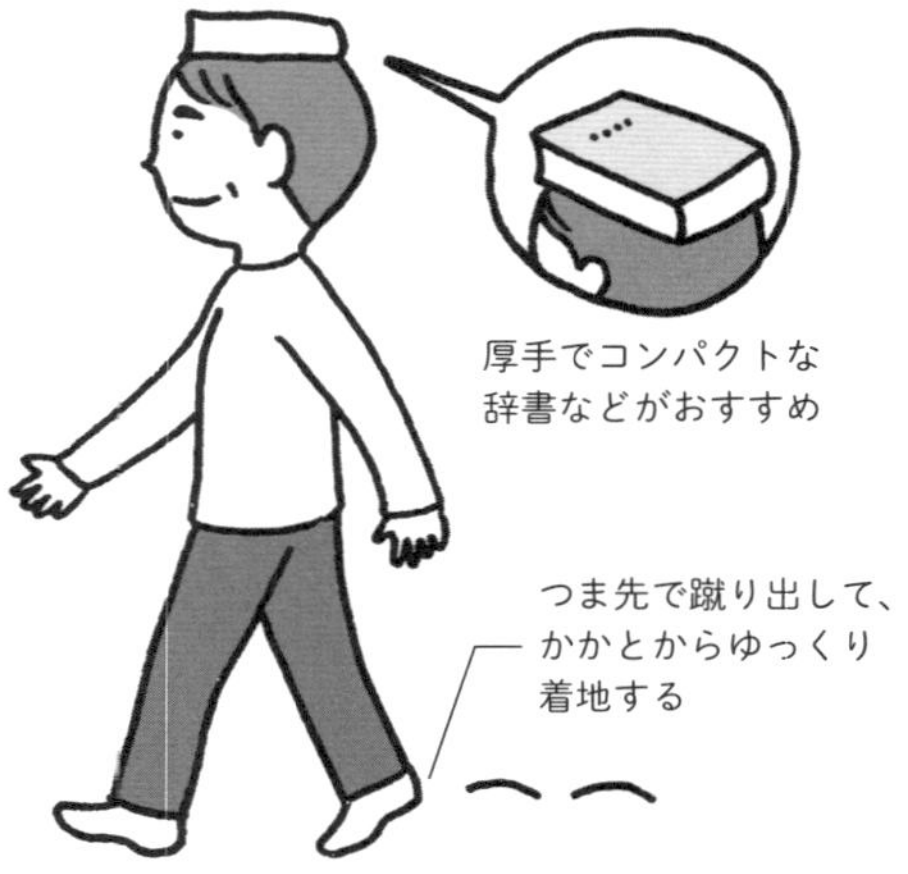
厚手でコンパクトな
辞書などがおすすめ
つま先で蹴り出して、
かかとからゆっくり
着地する

「あ、この『本のせ歩き』、きれいな歩き方を身につけるためにモデルさんとかもやってるって聞いたことがあります」

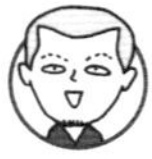

「これをやると、体の荷重バランスが全体に整って、ひざへの負担を少なくできるんですよ。1日30秒で構わないから習慣づけて、体に正しい姿勢や歩き方の感覚を刷り込んでしまうことをおすすめします」

「正しい姿勢や正しい歩き方をしていれば、軽症の時期はなるべくたくさん歩いたほうがいいんですか？　いま、ウォーキングが流行ってて、健康のために歩いている中高年もたくさんいるようですが……」

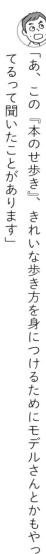

「そうですね。軽症段階の人は、ひざが痛くないのであればよく歩くことをおすすめします。普段からよく歩いていると、ひざの関節内で『関節液』がよく回るようになります。関節液はひざの動きに欠かせない潤滑油のようなもので、軟骨に栄養を補給する役割も果たしています。歩くたびに関節が刺激されて関節液がよく回っていると、ひざの状態が良好にキープされやすくなるんですよ」

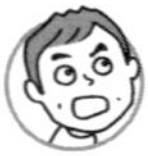
「がんばって1日1万歩とか歩いちゃってもいいんですか？」

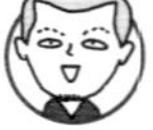
「ひざが痛くないのであれば……。痛いときはそんな無理をしちゃダメですよ。軽症や中等症の時期は『痛む時期』と『痛まない時期』が交互に繰り返されることが多いので、痛みがないときはなるべく歩いて関節液を回すように心がけてください。そのほうがひざにとっては中長期的にいい効果をもたらすはずです」

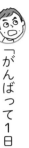

なるほど、歩き方ひとつとってもけっこう奥が深いものなんだな。まあ、ひざ関節には一歩一歩踏み出すたびにどっしりと体重がのしかかっているわけで、それが何年何十年と積み重なっていけば相当なダメージにつながっていくことになる。だから、できるだけ早い段階でひざに負担のかからない姿勢や歩き方を身につけておきなさいというわけか……。先生のなかには、まだひざ痛回避のためのおすすめハウツーがいろいろとありそうだ。私はそのハウツーをできるだけ引き出そうと、質問を続けることにした。

軽症のひざ痛の人には「大腰筋エクササイズ」がおすすめ！

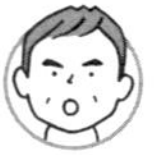

「先生、軽症段階の人がいまのうちにやっておくといい対策法って、もっと他にありませんか？　たとえば、おすすめのエクササイズとか……」

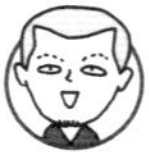

「エクササイズですか。じゃ、ごく簡単な筋トレをご紹介しましょう。Aさん、ひざ痛の人が軽症段階のうちになるべく鍛えておいたほうがいい筋肉ってどこだか分かりますか？」

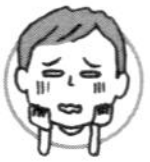

「いや、さっぱり分かりません」

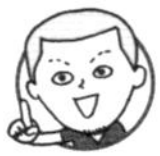

「答えは『大腰筋《だいようきん》』です。大腰筋は背骨と大腿骨《だいたいこつ》をつないでいるインナーマッスル。言ってみれば、上半身と下半身をつなぐ『大黒柱』のような筋肉です。この筋肉は足の上げ下ろしとかの歩行機能にも深く関係していて、大腰筋がしっかりしていると、ひざの動きも安定してくるようになるんですよ」

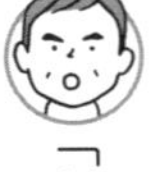

「だから、いまのうちに大黒柱を鍛えておけと……」

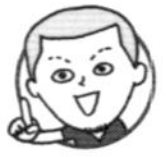

「そう。大黒柱が細っていると、体もグラつきやすくなります。グラッとよろける体を支えるとひざ関節にもかなり負担がかかりますよね。でも、大黒柱という軸が太くしっかりしていれば、グラつかずに安定して足を運べるようになります。ひざ痛を抱えている人の場合、この大黒柱の『差』が後々大きく影響してくることになるんです」

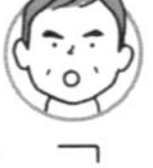

「なるほど。だから、早めに柱を太くしておくほうがいいわけですね。で、どうすれば、この大黒柱を鍛えることができるんですか？」

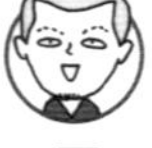

「大腰筋の筋トレは、下半身全体を総合的に鍛えていく必要があるんですが、いちばんの基本はやはりスクワットですね。スクワットは体重をのせながら体を上下させて下半身を鍛えていくため、多少ひざに負担がかかります。ただ、軽症の段階でひざが痛まないときにやるのであれば大丈夫でしょう」

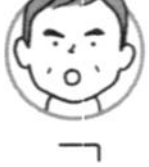

「ひざに負担をかけないように気をつけてやらなきゃなりませんね」

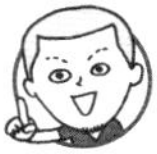

「その通り。スクワットでひざを痛めないようにするには、心がけるべきポイントが3つあるんです。ひとつめは『体を落とす際、ひざをつま先よりも前に出さないこと』。ふたつめは『両つま先と両ひざを正面に向けて行なうこと』。みっつめは『あまり深く屈伸しすぎないこと』です。体を沈ませるのは、腰がひざの高さに来るくらいまでで十分。この3つを守りながら行なうようにしてみてください」

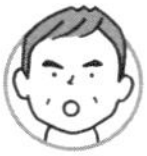

「具体的なメニューをお教えいただけますか？」

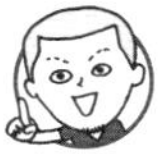

「そうですね、じゃあ『つかまりスクワット』と『壁スクワット』のふたつをご紹介しましょう。『つかまりスクワット』（P.56図7）は、スクワットの基本形です。『壁スクワット』（P.57図8）のほうは、背中を壁に着けている分、ひざに体重がのりすぎないように工夫してあります。ただ、『壁スクワット』はざらざらの壁だとやりにくいので、つるつるの壁や柱を利用して行なうようにしてください」

「ひざの調子を見ながら、痛くないときにこれらを行なっていけば、大腰筋という大黒柱をしっかり鍛えることができるわけですね」

【図7】「つかまりスクワット」のやり方 ※10回×3セット

①イスの背をつかんで まっすぐ立つ

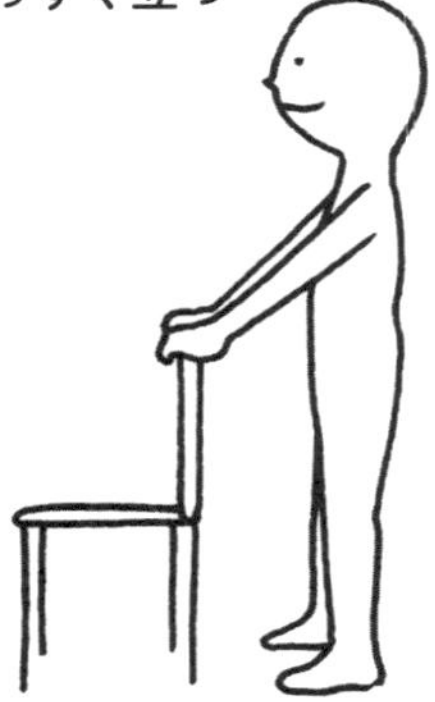

イスの背をつかんでまっすぐ立つ。足は肩幅に開き、両つま先を正面に向ける。ひざがつま先より前に出ないように注意しながら、ゆっくり腰を落としていく。

②ひざの高さまで 腰を沈ませる

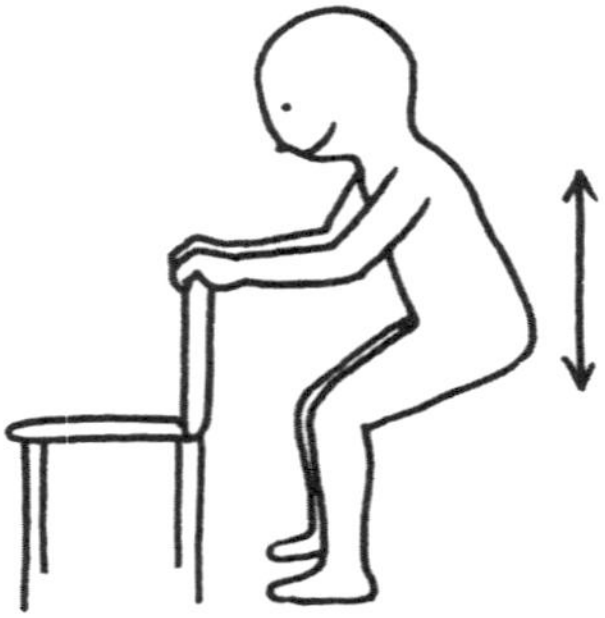

お尻を後ろへ突き出す要領で体を沈ませていく。ひざの高さくらいまで腰を沈ませたら元の姿勢に戻る。目安は10回×3セット。

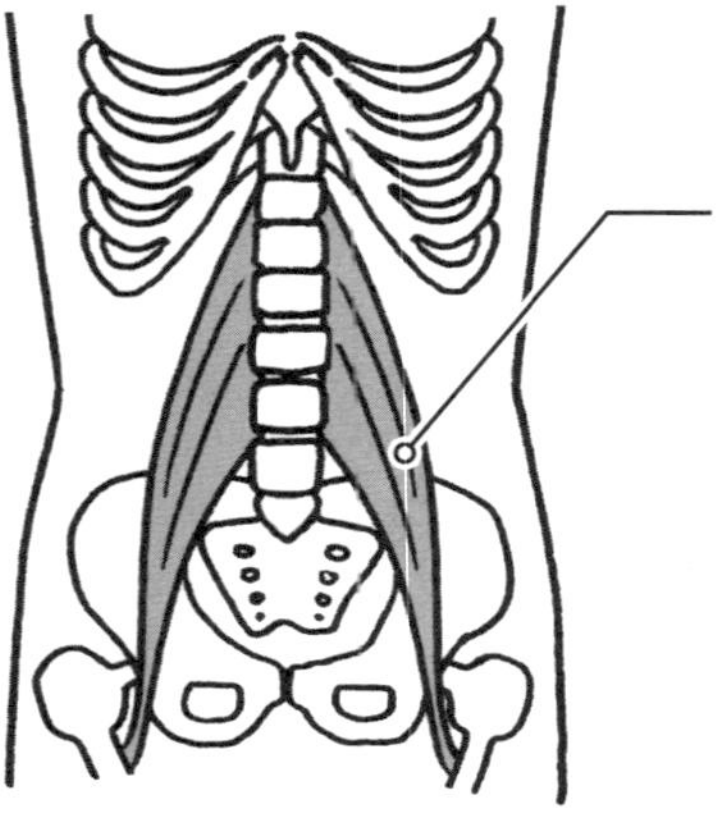

大腰筋《だいようきん》

大腰筋は体の奥深くで背骨と大腿骨とをつないでいる筋肉。上半身と下半身とをつなぐ「大黒柱」のような筋肉で、体を支えたり足を上げて歩いたりといった人間の基本活動に欠かせない役割を果たしている。この筋肉が衰えると、歩行機能が低下することが多い。

【図8】「壁スクワット」のやり方

※10回×3セット

①壁に背を着けて胸で手を組む

壁の前に立ち、壁に背中を着けて両足を前に出す。手は胸の前で組む。壁がザラザラしていると摩擦でスクワットがやりづらくなるので、ツルツルの壁や柱を選んで行なうといい。

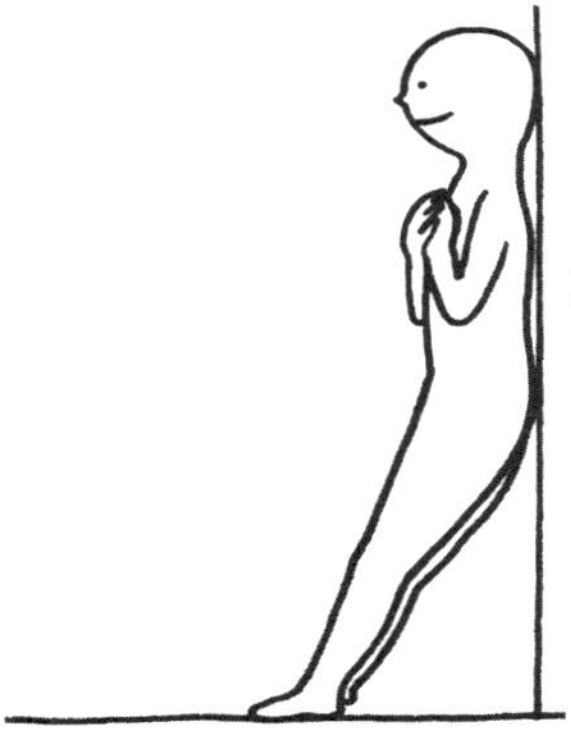

※ツルツルの壁や柱を利用する

②ひざの高さまで腰を沈ませる

壁に体重を預け、なるべくひざに重みがかからないように気をつけながら、ゆっくり腰を沈ませていく。ひざの高さまで腰を落としたら元の姿勢に戻る。目安は10回×3セット。

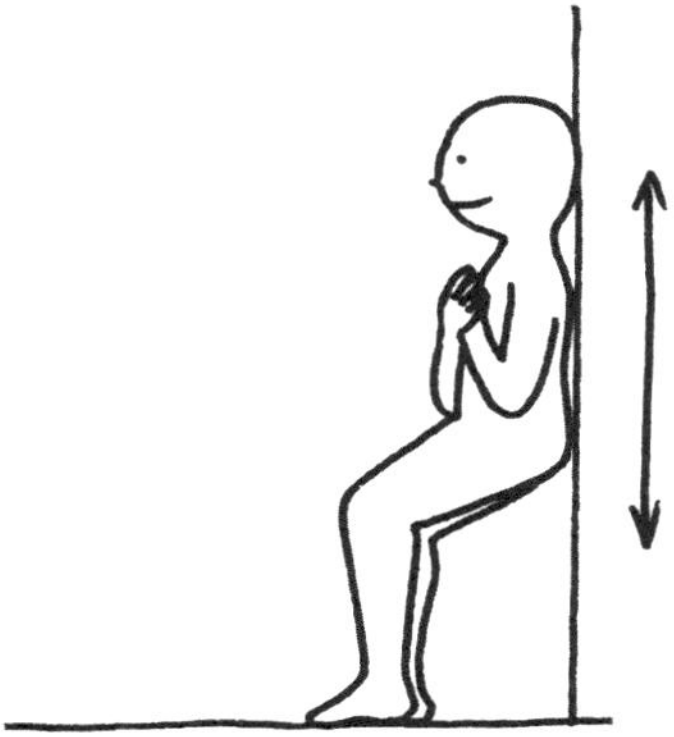

スクワットを行なう際の注意

❶ひざをつま先よりも前に出さない
❷両ひざ、両つま先を正面に向ける
❸深く屈伸しすぎない

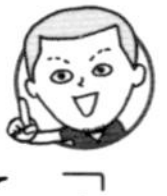

「そうです。中等症や重症になると、ひざに体重をのせるトレーニングができなくなってくるケースも少なくありません。だから、予防のために必要なトレーニングはいまのうちにやっておくほうがいい。ぜひ軽症のうちにがんばっておくといいと思います」

もし、変形性ひざ関節症が進行して痛みが悪化すれば、トレーニングをしたり運動をしたくても、なかなか思うようにできなくなる日が来るのかもしれない。だから、なるべく軽症段階のうちに鍛えるべき筋肉を鍛えておいたほうがいいというわけか……。

それにしても、ひざ痛を抱えていると、運動やトレーニングをするかしないかの判断が難しいよな。無理をしすぎるとひざをよけい痛めることになるかもしれないし、かといって、まったく運動やトレーニングをしないでいると、筋力や体力を落としてしまうかもしれないし……。

私は頭に浮かんだこうした疑問を素直にぶつけてみた。

ひざ痛になったら、スポーツは控えなきゃダメなんですか？

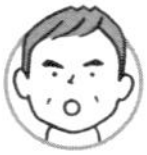

「あの、そもそも変形性ひざ関節症と診断されたら、運動やスポーツは控えたほうがいいんでしょうか。それとも……」

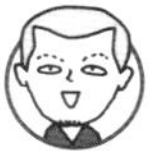

「どんなスポーツかにもよりますが、軽症の段階で『いまは別に痛くない』ということであれば控える必要はありません。中等症や重症になるとまた話は変わってくるのですが、軟骨がまだそんなにすり減っていない軽症段階であれば問題ないと思います。さっきお話ししたように、運動などで体を動かすと、ひざの関節液が回るようになって軟骨にさかんに栄養が供給されます。むしろ、そっちのメリットのほうが大きいのではないでしょうか」

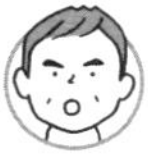

「じゃあ、痛くないなら、むしろ積極的に体を動かしたほうがいいと……」

「はい。なかには、『また痛くなるのが怖いから、もう運動はやらない』という人もいますが、軽症段階ならそこまで怖がることはありません。あきらめることなく、お好

きな運動を続けてください」

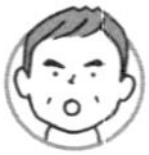

「中高年世代に人気のスポーツだと、ゴルフとかジョギングとか、あるいはスポーツクラブやジムでトレーニングをしたり水泳をしたりとか……」

「まったく問題ありません。とくに水泳や水中ウォーキングは浮力によってひざにかかる荷重負担が軽くなるのでとてもおすすめです」

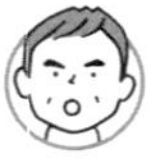

「私のように山登りをやっていた人間は、続けても大丈夫ですか？」

「大丈夫です。ただ、山登りは『上り』よりも『下り』のほうがひざ関節にかかる負担が大きくなるんです。勢いよく着地する際、『体重＋荷物』の重量を1本の足で支えなくてはなりませんからね。ですから、下りではあまり無理をせず、十分な時間をかけてゆっくり下るようにするといいでしょう」

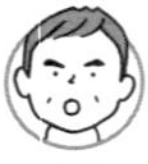

「なるほど……。他にもひざ痛持ちが気をつけたほうがいいスポーツはあるんですか？」

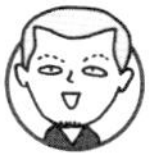

「大きくジャンプをするようなスポーツは、なるべくなら避けてください。やはり、着地をする際に非常に大きな負担がひざ関節にかかることになってしまいます。たとえば、バレーボール、バスケットボール、トランポリン、なわとび……。あと、サッカーやラグビーなどのボディ・コンタクトが激しいスポーツもなるべくなら避けておいたほうがいいでしょうね。相手や味方と折り重なって倒れ込んだときなどに、ひざにとんでもなく大きな衝撃がかかることも少なくないので……」

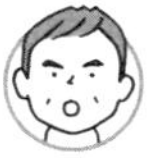

「なるべく、ひざにのしかかる衝撃が少ないスポーツを選んで行なうほうがいいと……」

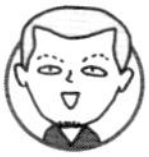

「そうですね。ただ、私はひざの痛みのために、こういう趣味やスポーツをあきらめてほしくないんです。ひざ痛のために何かを犠牲にしてほしくない。私の患者さんにはひざの再生医療を行なって好きなゴルフを続けている方もいますし、ひざに人工関節を入れた状態で山岳ガイドとしてがんばっている方もいらっしゃいます。これらの方々は、ひざ痛に屈することなく、自分の人生における『大切な何か』を守り通す道を選んだわけですよね。そういうふうに、自分にとって大切なものはできるだけ守っていってほしいんです」

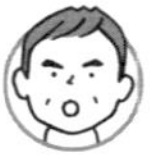

「軽症の段階であれば、自分にとって大切なものを守っていける可能性がまだまだたくさん残されているわけですよね」

「そうです。だからこそ、ひざ痛の方々には、軽症のうちから予防やケアに励んでいってほしいんです。そうすれば、これからの自分の人生で大切なものを守っていける可能性をさらに大きく広げていくことができるわけですから」

「そのためにも、ひざの痛みを放っておかず、早めに診断を受けて、できるだけのことをやっていく姿勢が必要なわけですか」

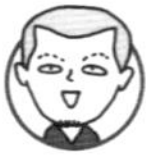

「ひざの痛みって、これからの人生をあきらめることなく過ごしていくための『注意信号』みたいなところがあると思うんですよ。軽症や中等症の時期の思い出したように現われる症状は〝ほらほら、いつまでも放っていちゃいけないよ〟と注意喚起してくれているようなものではないでしょうか」

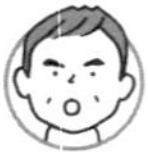

「せっかく注意喚起してくれているんだから、それを無視してちゃいけませんね」

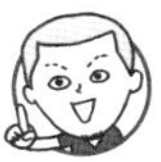

「そう、痛みという注意信号に耳を傾けて、自分の置かれた現状をちゃんと自覚して、自分にやれることをしっかりやって、ひざ痛を回避できる可能性を広げていかないといけません」

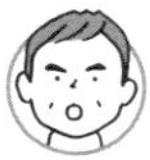

「きっと、それに気づくことが、軽症段階でいちばん大事なのかもしれませんね。これに気づいている人は、痛みが治る道を進んで行ける可能性が高まる。一方、これに気づいていない人はいつの間にかずるずると痛みを引きずって、みすみす治りにくい道へと迷い込んでいってしまう……」

「そうですね。最初の大きな分岐点かもしれません」

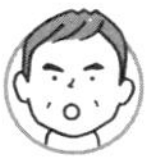

「あのう……先生、じつは私の身近にずるずると痛みを引きずって、迷路にハマりかけているひざ痛持ちがいるんです……私の姉なんですが」

「ああ……お姉さんもひざ痛だっておっしゃってましたね」

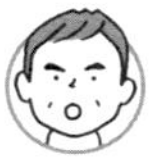

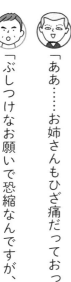

「ぶしつけなお願いで恐縮なんですが、私の姉に先生のことを紹介してもよろしいで

しょうか。ついこの前も『ひざに水がたまっちゃった』とかで大騒ぎしていて……。なんか、あれもこれもいろいろ手を出しすぎてすっかり方向を見失っちゃってるような気がするんで、いま先生がおっしゃったような話を姉に聞かせてやりたいんです」

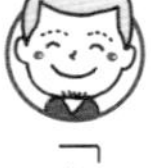

「もちろん、全然構いませんよ。私の話がお役に立つならよろこんで」

「ありがとうございます。すいません、取材で伺ったというのに、なんだかプライベートなことばかりで……。でも、おかげで軽症のひざ痛に関してはだいぶ理解を深めることができました。とりあえず、今日はここまでにして、次回の取材から中等症や重症についてお聞きすることにしましょうか」

「はい、分かりました。どうもお疲れさまでした」

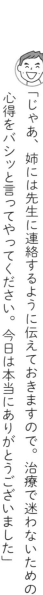

「じゃあ、姉には先生に連絡するように伝えておきますので。治療で迷わないための心得をバシッと言ってやってください。今日は本当にありがとうございました」

取材を終えた私は、外に出て「ふうっ」と軽く息をついた。

〝だいたい取材のほうはうまくいったけど、最後、姉貴のことまでお願いしたのはちょっと余計だったかな〟――そんな思いが頭を巡っていた。

姉は自分とは少し歳が離れていて、もう60を過ぎている。ただ、なにしろサザエさんのようにお調子者で騒がしい性格なので、〝もしかして磐田先生に迷惑をかけるようなことはないだろうか〟と気になったのだ。

〝ま、いいか、もう頼んじゃったんだし……忘れないよう、いまのうちに姉貴に電話しといてやるか〟――。

私は近くの公園のベンチに腰を下ろしてカバンからスマホを取り出した。そして、取材中切っていたスマホの電源をONにし、姉の携帯に電話をかけた。

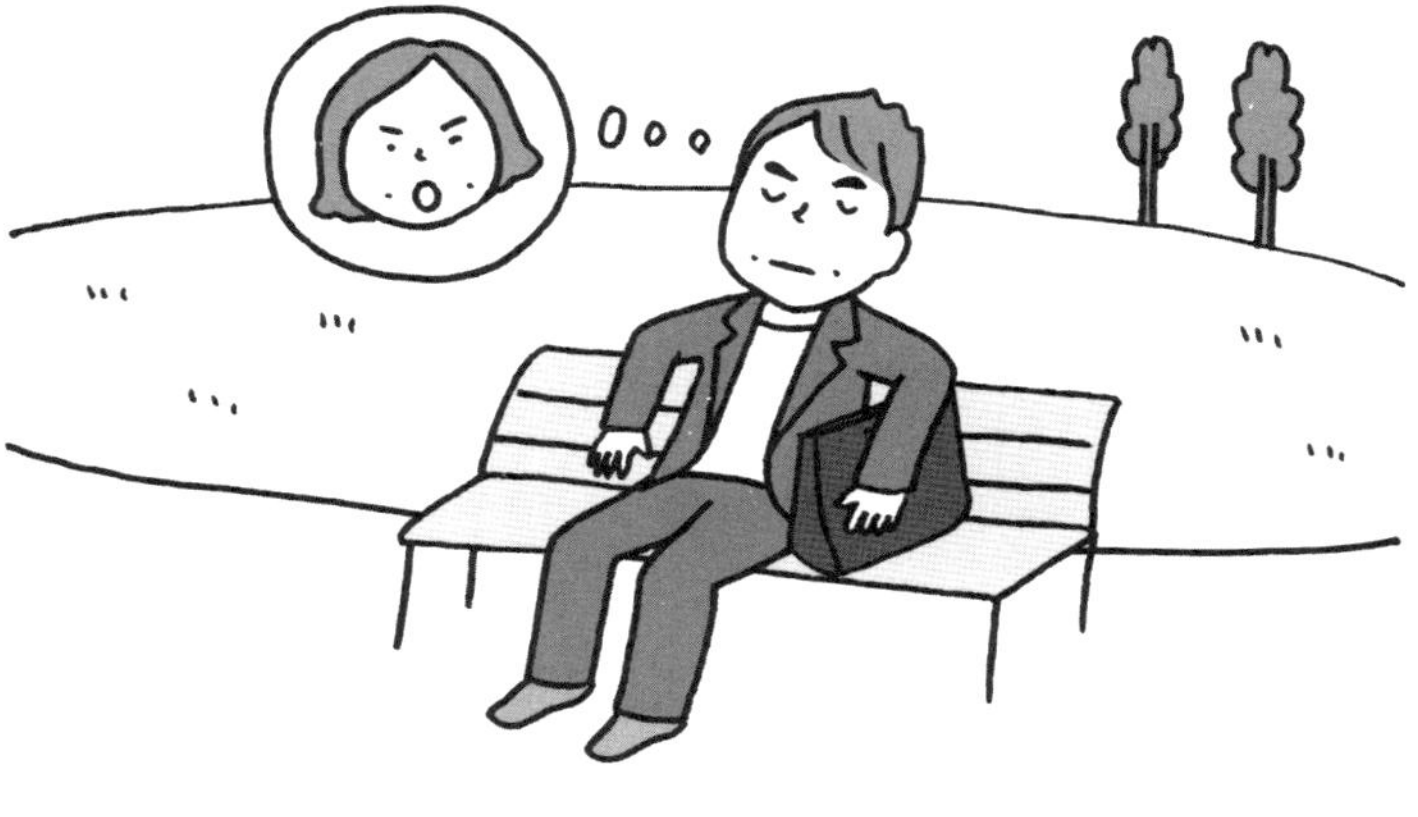

変形性ひざ関節症の基礎知識①

ひざが痛くなるメカニズム

わたしたちのひざが痛くなりやすいのには、ひざの構造に理由があります。ここで簡単に説明しておきましょう。

そもそも、ひざ関節は太ももから上の体重をすべて支えています。立ち上がったり歩いたり走ったり……ちょっとした動作をするたびに、ひざには大きな荷重や衝撃がかかっているのです。そのため、ひざ関節には骨（大腿骨《だいたいこつ》）と骨（脛骨《けいこつ》）がぶつかり合わないようにするためのクッションが組み込まれています。その**クッションの役割を果たしているのが軟骨《なんこつ》と半月板《はんげつばん》**です。

ところが、軟骨や半月板は加齢とともに弾力が失われ、だんだん硬くなっていきます。そして、荷重や衝撃がかかるたびにクッション部がぶつかり合い、軟骨がすり減ったり半月板に細かい傷ができたりするようになるのです。さらに、長年にわたりこうした状況が続くと、次第に微小な「摩《ま》

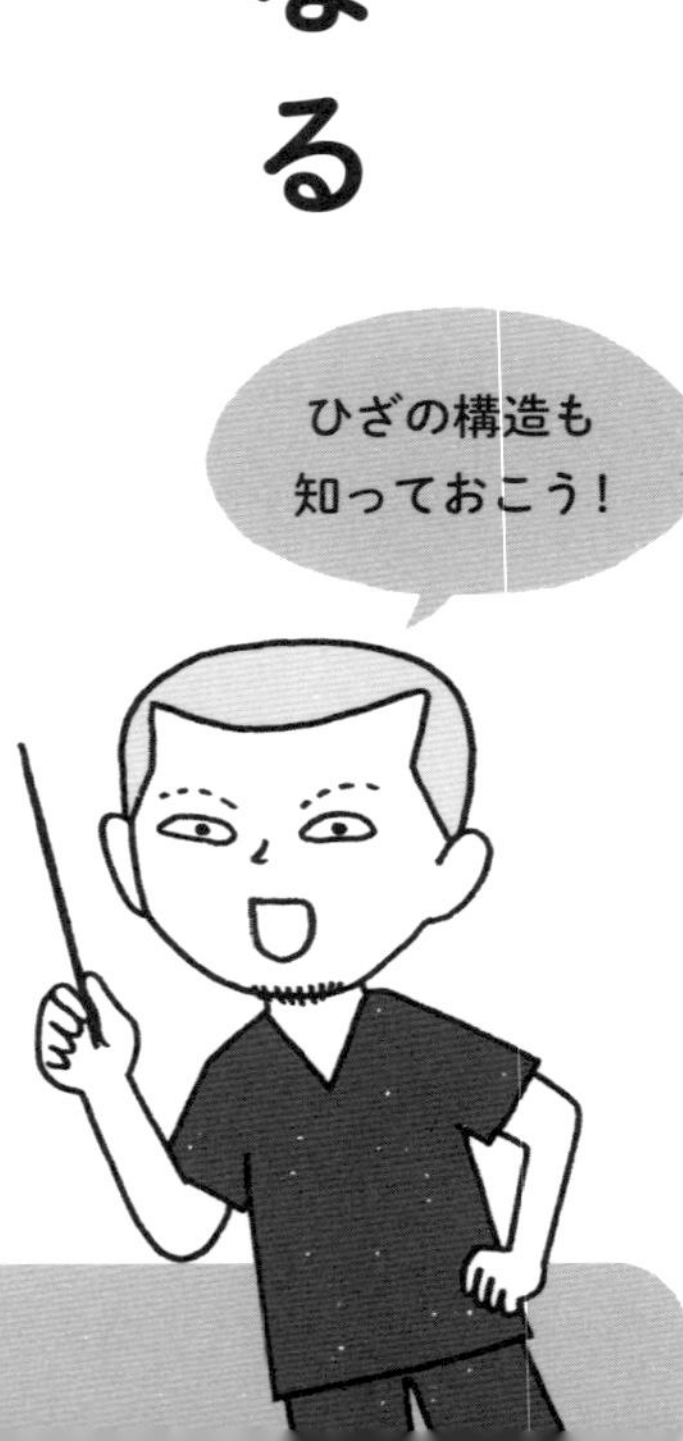

ひざ関節の構造（横から見たところ）

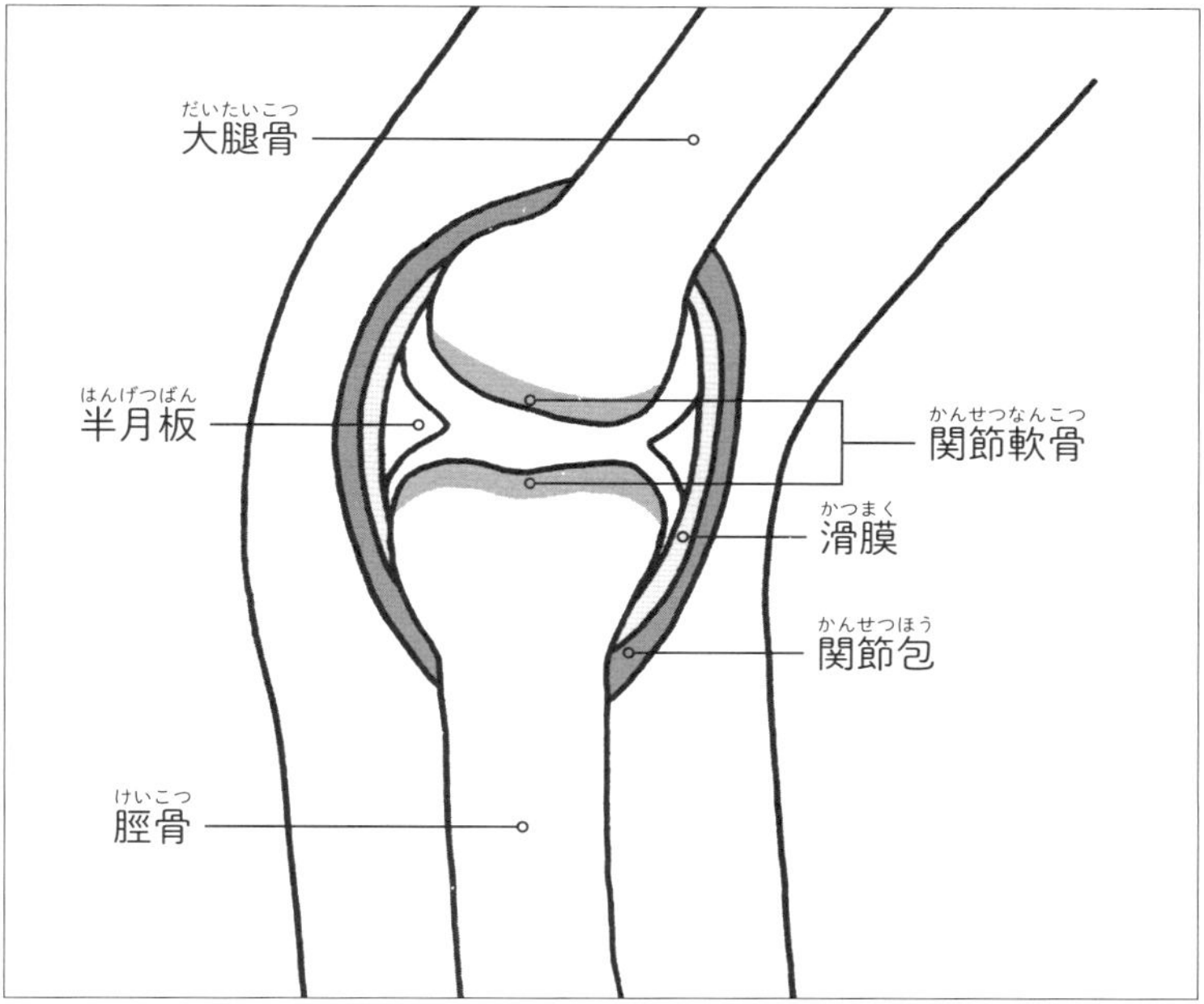

耗粉《もうふん》」が生じてくるようになります。これは軟骨が削られて生じた粉。まあ、消しゴムをこすってできる消しカスのようなものです。

そして、この摩耗粉が関節内の滑《かつ》膜《まく》を刺激すると、異物を排除する免疫反応として炎症が発生して、この炎症が変形性ひざ関節症の痛みをもたらす元になっていくと考えられているのです。

つまり、わたしたちのひざが痛くなるのは、関節が炎症を起こしているせい。**すり減った軟骨自体が痛みを発しているわけではなく、軟骨の削りカスが関節内の滑膜を刺激して炎症を引き起こすことで痛みがもたらされている**わけです。

加齢とともに軟骨がすり減り、半月板に傷ができる

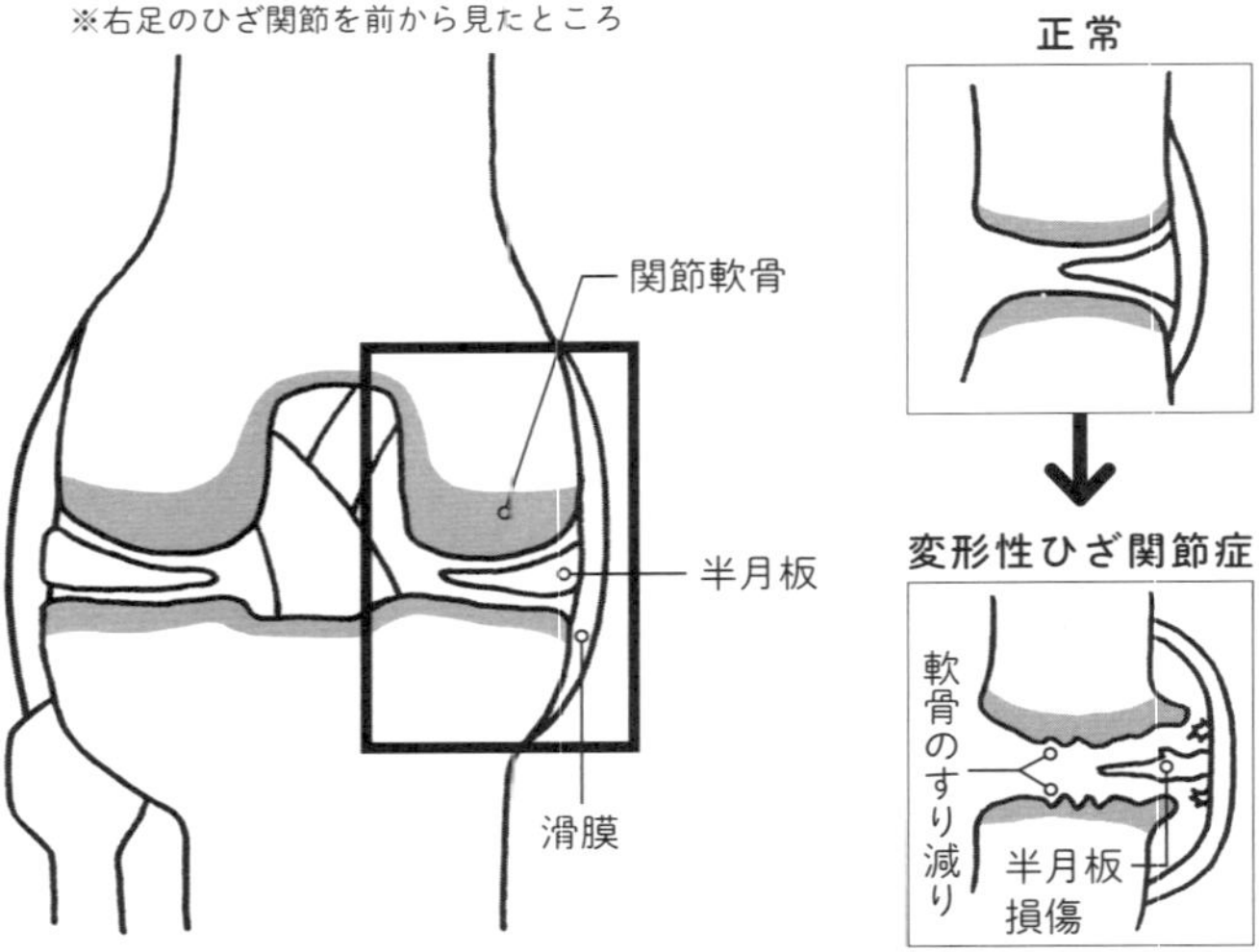

軟骨と軟骨の間でクッションの役割をしている半月板に傷がついたり、亀裂が入ったりすると関節のクッションの作用が低下する。すると、軟骨同士がぶつかり合うようになり、徐々にすり減っていってしまうようになる。

さらに、**ひざの軟骨の摩耗が進むと、滑膜が炎症を起こしてひざに水がたまったり、軟骨の下の骨まですり減って「骨棘《こっきょく》」と呼ばれるトゲができたりする**ようにもなります。

また、O脚傾向がある人の場合、とくにひざの内側の軟骨や骨の摩耗・変形が進みやすく、放っておくといっそうO脚や変形性ひざ関節症がひどくなっていってしまう場合もあります。

ひざ痛を治していくには、「なぜ、痛みが出るのか」「なぜ、痛みがひどくなるのか」を知っておくことも大事です。変形性ひざ関節症にお悩みの方は、ぜひこうしたメカニズムを頭に入れておくといいでしょう。

摩耗粉が滑膜を刺激して炎症が起こる

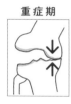

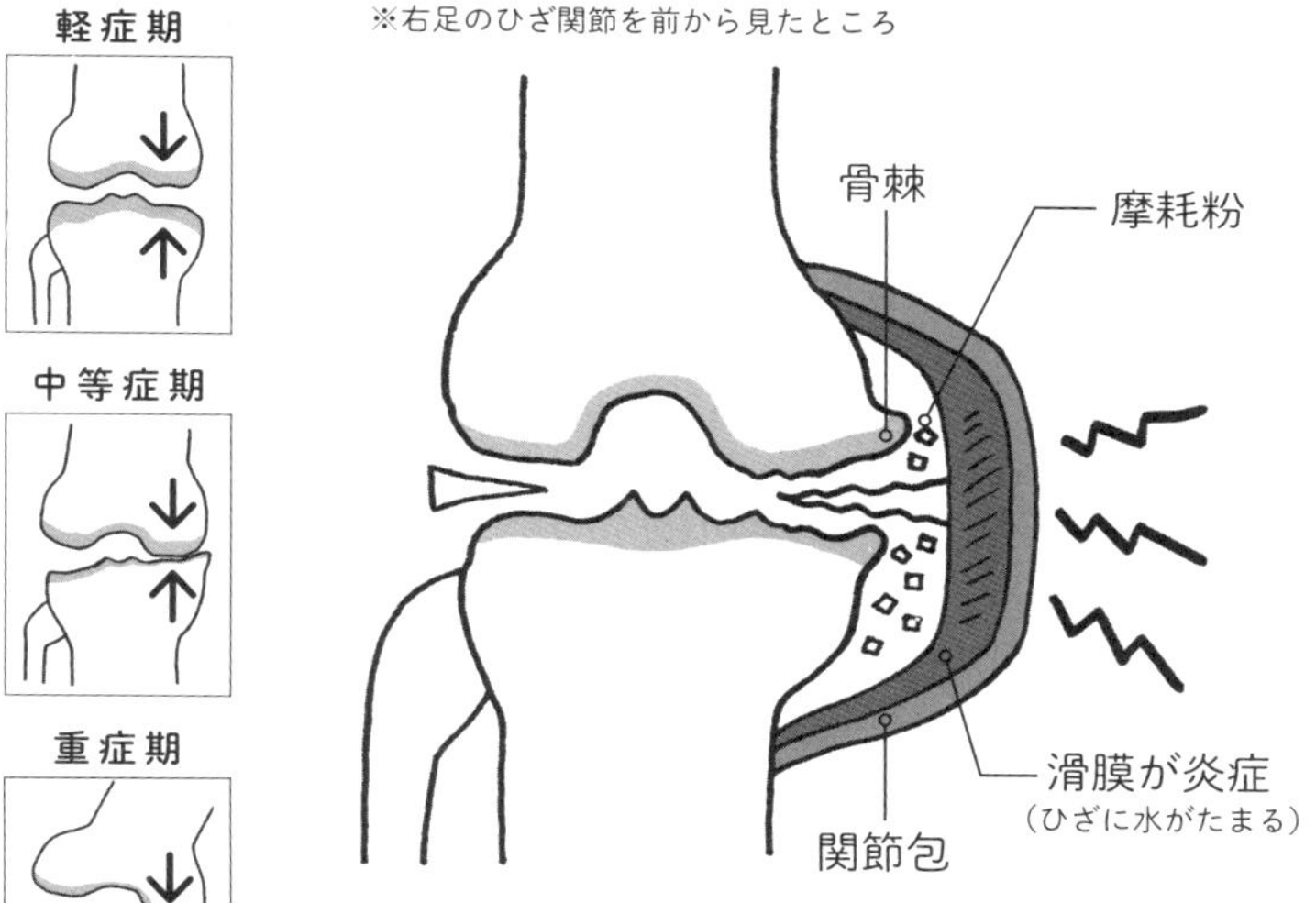

軟骨のすり減りが進むと、すり減った軟骨のかけらや粉（摩耗粉）が発生し、それらが滑膜を刺激する。すると、滑膜が炎症を起こし、痛み、ひざに水がたまるなどの症状を引き起こす。

用語解説

【半月板】 半月板はひざ関節内でクッションの役割を果たしている。半月板が損傷するとクッション機能が低下して変形性ひざ関節症が進行しやすくなる。

【関節包】 関節全体を包み込んでいる袋。内部は関節液で満たされ、関節内で骨同士がなめらかに動くようになっている。

【滑膜】 関節包の内側を広く覆っている膜のこと。関節液を分泌する重要な役割を担っている。この滑膜に炎症が発生すると、痛みなどの症状が現われる。

【骨棘】 軟骨や骨の摩耗や変形が進むとできるトゲ状の余分な骨。

PART 1 軽症期のまとめ

1 変形性ひざ関節症は、必ずしも「軟骨がすり減るほど痛みがひどくなっていく」とは限らない。

2 ひざ痛の診断を受けるなら、最初は近所の整形外科へ。診断がついたら、接骨、整体、鍼灸などへ「浮気」をしても OK。

3 軽症のうちに取り組むべきは、姿勢と歩き方の改善。ひざに負担をかけない姿勢と歩き方を身につけよう。

4 ひざが痛くないときに筋肉を鍛えておくことも大切。とくに鍛えるべきは、インナーマッスルの大《だい》腰筋《ようきん》。

5 軽症段階では「自分がひざ痛であること」を自覚することがいちばん大切。早めにケアや対策をすれば、それだけ痛みをなくせる可能性が高まる。

PART
2
中等症期

キャー！
痛みをガマンしてたら
ひざに水が
たまっちゃいました…

「もしもし、姉貴か？」

「あら、めずらしい、弟君じゃないの。なんか用？」

「おれ、今日、ひざ痛の取材に行ってきたんだよ」

「へえー、ほんで？　何かいい情報あったわけ？」

「情報っていうか、とてもいい先生だからさ、姉貴、一度ひざの話を聞いて来いよ。この前も『ひざに水がたまった』って大騒ぎしたんだろ。母さんともグルコサミンが効くか効かないかでもめたっていうじゃないか。その先生なら、きっと姉貴にいまどうすればいいかを教えてくれるはずだからさ……」

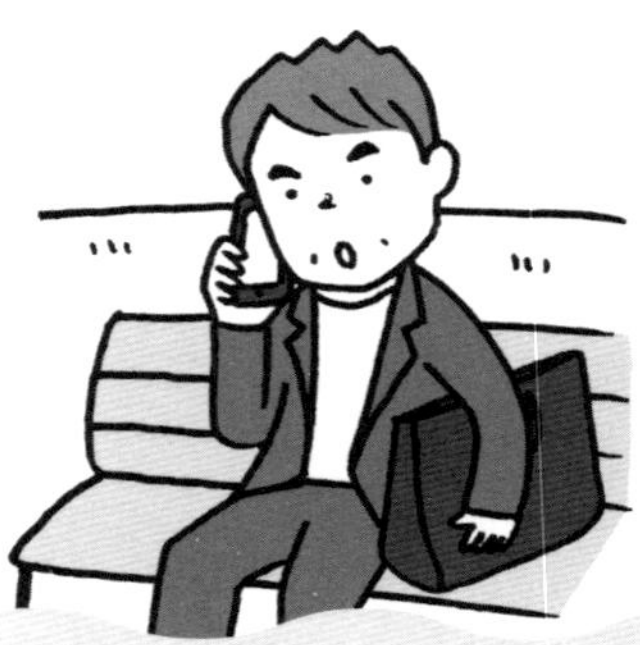

「ふーん、そんなにすごい先生なんだ」

「すごいっていうより、ひざ痛患者が迷わないようにするにはどうすればいいのかの道筋をきちんと示してくれる先生だよ」

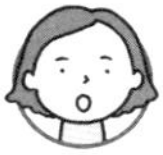

「あたし、別に迷ってないけど……」

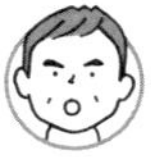

「もうさんざん迷路に迷い込んで出口が見えなくなってるだろ。とにかく、先生にはもう話をつけてあるからさ。連絡をとって行ってきて。それに、姉貴が納得いくような話が聞ければ、母さんにとってもプラスになるかもしれないだろ」

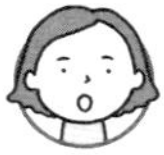

「それはそうね。じゃあ、せっかくあんたがつくってくれた機会だから、行くことにするか」

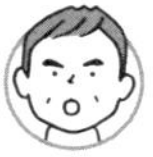

「そうしてくれ。ああ、ひとつ注意しとくと、顔は怖いけれどやさしい先生だから……。じゃあな、くれぐれも先生に失礼がないようにしてくれよ」

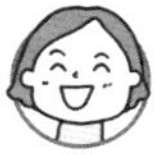

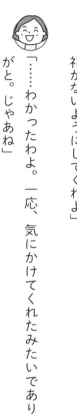

「……わかったわよ。一応、気にかけてくれたみたいでありがと。じゃあね」

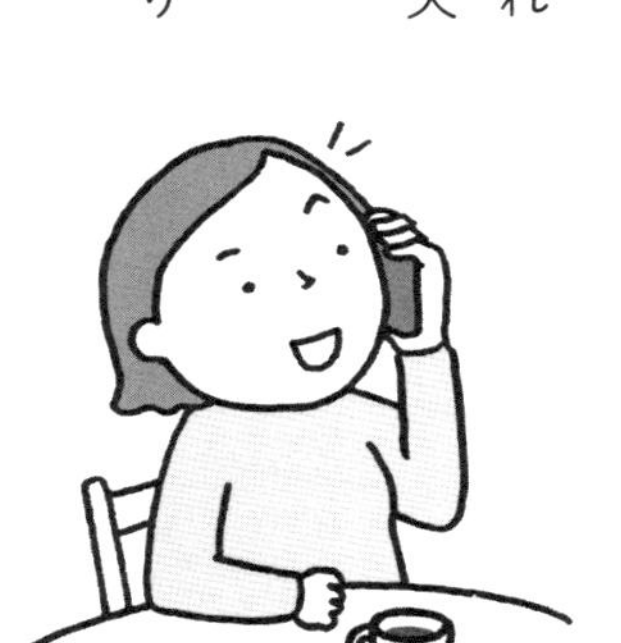

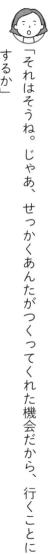

「歩きはじめや立ち上がるとき、階段を下りるときに痛いんです！」

待合室で問診票を記入しながら、わたしは頭を整理していた。

ひざに不調を感じたのは、5、6年前だっけ……。痛んだり痛まなかったりするからつい放っていたけど、60過ぎたあたりから歩きはじめや階段を下りるときに痛くなって、仕方なく整形外科に行ったら「ひざの老化です」って診断されて……。ヒアルロン酸注射もやったけど効いてるのかいまいちよく分からなくて……。そうこうするうちにひざに水がたまってきて、どうしていいか分からず母さんに電話したら、グルコサミンなんか勧められて……見当違いにもほどがあるわよね。それから整形外科でひざの水抜いて、ようやく一段落したかなと思ったら弟から電話がかかってきて——。

そこまで考えたところで名前を呼ばれた。緊張しながら診察室に入ると、弟が言った通り、怖い顔だけどにこやかに笑みをたたえた先生が座っていた。

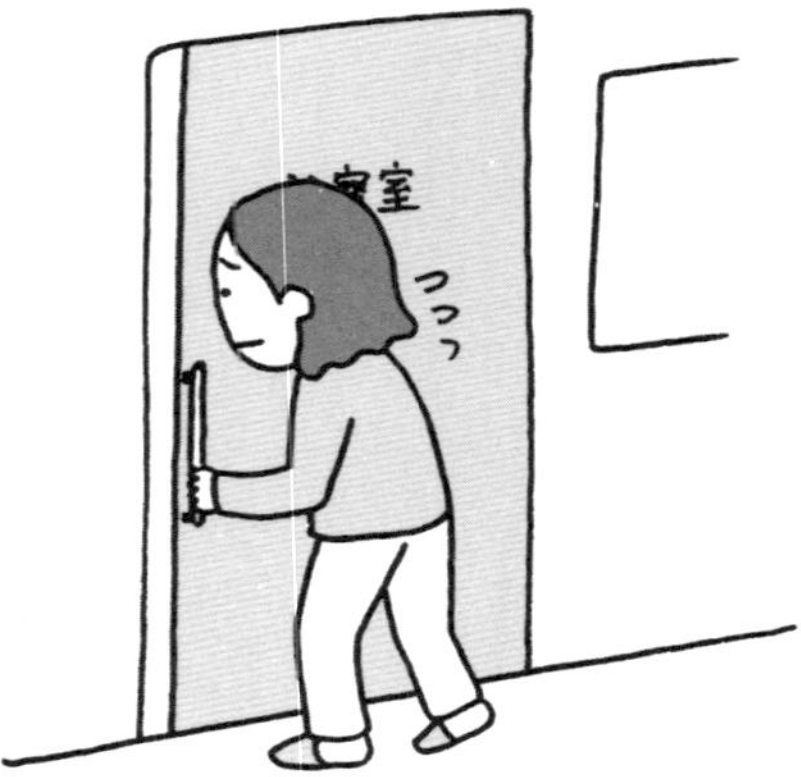

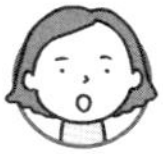
「はじめまして。今日はよろしくお願いします」

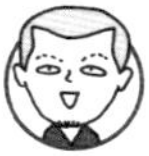
「Aさんのお姉さんですね。Aさんからだいたいの話は聞いています。なんでもひざ痛でお困りだそうで」

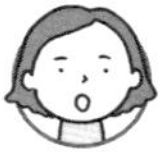
「はい。すでに近所の整形外科で診断は受けていて、たしか『ヘンケイセイナントカ』っていう……」

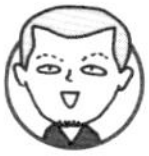
「変形性ひざ関節症ですね。先ほど、一応レントゲン撮っていただきましたよね……うん、なるほど。では、いつ、どんなときに、どのような痛みがあるのかを教えてください」

さっき待合室でシミュレーションしておいた通り、わたしはこれまでの経緯をざっくりと先生に説明した。先生はこっちの目を見ながら、真剣な表情で話を聞いてくれた。怖いけど、よく見るとやさしそうな眼をしている……。

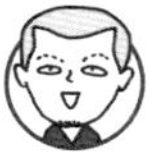
「日常、いつも通りの生活をしていて、とくにどういうときに痛みますか？」

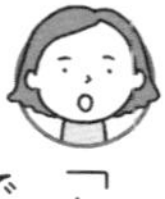

「とくに痛むのは、えっと、イスから立ち上がったときと、歩きはじめてすぐのときでしょうか。歩いていても時間が経って慣れてくればどうってことないんですが……。それと、やっぱり階段を下りるときですね。マンションの階段、駅の階段……。あと、何かの拍子にちょっとよろけたとき、体を支えようとグッと足に力を入れると『ギャッ！』っていうくらいひざに痛みが走ることもあります」

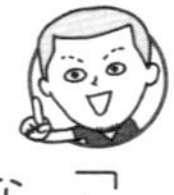

「なるほど。いまお姉さんがおっしゃった症状は、どれも変形性ひざ関節症の典型的な症状なんです。このレントゲン写真で見ても関節の隙間がちょっと狭くなっていて、軟骨がすり減ってきていることが見て取れます。変形性ひざ関節症も、『中等症期』に入っていると考えていいでしょうね」

「中等症期……ですか」

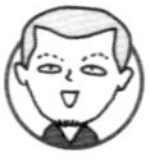

「はい。ひざの痛みによって、日常生活にそろそろ不便や支障が現われてくる時期です。軽症のうちはガマンすることができていた痛みも、この時期になると、しょっちゅう痛んだり強く痛んだりするようになってきて、だんだんガマンしきれなくなってくることが多いんです。それで、仕方なく整形外科に駆け込んでくる人がどっと増

える時期なんですよ」

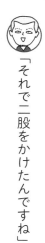

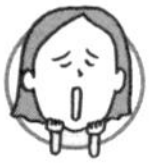
「まさに、わたしもそうでした。それで『ひざの老化』と診断されて……」

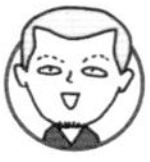
「……診断は下ったものの、整形外科ではあまりたいした治療もしてくれなくて……」

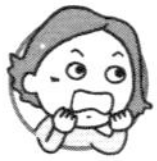
「……そう、まさにそうです！　先生、どうして分かるんですか？」

「ハハハ、そういう患者さんが非常に多いんですよ。で、その整形外科ではどんなことをやりました？　ヒアルロン酸注射ですか？」

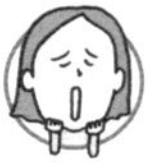
「そうです！　そのヒアルロン酸注射！　1週間おきに打ってたんですが、でも、効いてるのか効いてないのかよく分からなくて……」

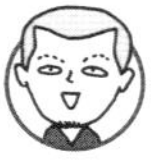
「それで二股をかけたんですね」

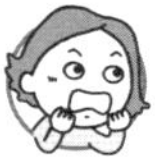
「えっ……ふたまた!?」

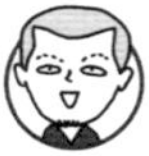

「整形外科と鍼灸と二股をかけてたって、たしか弟さんからお聞きしたような」

「あ、ああ……はい。鍼灸院にも行ってました。でも、鍼灸でもいまひとつ効果が実感できなくて……」

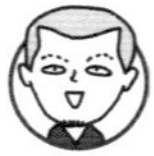

「それで、弟さんに言われて私のところにいらっしゃったと……」

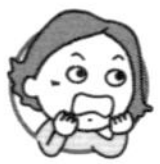

「そうです……。なんかすごいですね。先生はわたしのとってきた行動をすべてお見通しみたい」

「いや、お見通しってわけでもないんですが、お姉さんと同じようなパターンで『迷子』になってしまうひざ痛の患者さんが非常に多いんですよ」

「迷子……ですか」

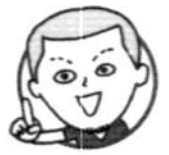

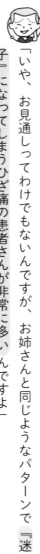

「診断は下ったものの、整形外科はほとんど何もしてくれないし、何かやってもらったところで痛みがとれるというわけでもないし、鍼灸とか接骨・整体とかも試したけ

れどたいして効果が上がらなくて……。それで、迷子のようにどうしていいのか分からなくなってしまうというパターンですね」

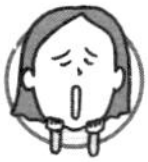

「それ、まさにわたしです」

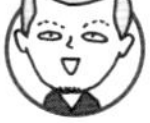

「まあ、この国のひざ痛治療の医療体制が整っていない部分もあるので、迷子になってしまうのも当然だと思います。ただ、もちろん迷子になったまま、何もせずにいてはいけません。じゃ、今日はこれからどうすればいいのかについてお話ししていくことにしましょうか」

なんだか、こっちがひざの痛みで悩んでいることを最初からすべて分かっていて、全部先回りして答えてるみたい――。この先生、ただもんじゃないな……。

それにしても、けっこう長い間、整形外科に通って注射を打ってきたのに、あの治療は無駄なことだったのかしら……。

わたしはまずその点を確認したくて先生に質問した。

え？ ヒアルロン酸注射の無限ループっていったい何？

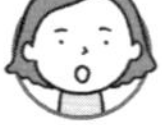

「あのう、ひとつ質問いいですか？」

「どうぞどうぞ」

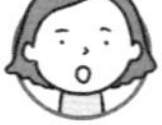

「さっき、ヒアルロン酸注射のことをおっしゃいましたが、あの注射は結局無駄というか、やらなくてもいい治療だったんでしょうか」

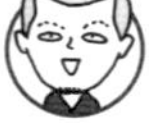

「いや、無駄というわけではありません。ひざの関節内の関節液はヒアルロン酸が主成分なんですが、変形性ひざ関節症になると、ヒアルロン酸の量が減少して粘り気がなくなってくる。それで関節を動かしづらくなってくるんです。だから、注射によって外からヒアルロン酸という〝潤滑油〟を補充して、関節をなめらかに動かし、痛みを軽減させようとしているわけなんですね。ただ……」

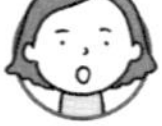

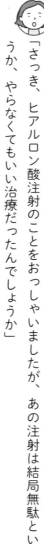

「ただ……？」

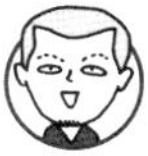

「このヒアルロン酸注射は『効く人』と『効かない人』との差が大きいんですよ。1回の注射で痛みがなくなる人もいれば、何回やっても効果が現われてこない人もいるんです。お姉さんの場合は後者だったんでしょうね」

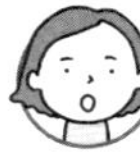

「ええっ、あんなに何回もやったのに……。最初は〝ちょっといいかな〟と思ったんですが、だんだん効き目が感じられなくなって……」

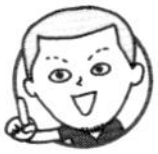

「じつは、ヒアルロン酸注射は、効き目の持続性も非常に個人差が大きいんですよ。効き目が2週間くらい持つ人もいれば、2、3日しか持たない人もいます。なかにはほとんど効かない人もいて、本当に人によってバラバラです。もっとも、現在の保険制度では、最初、週1回のペースで5回行なった後は、2週間に1回のペースでしか注入できないという決まりになっています」

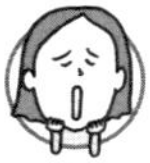

「たしかに、わたしの場合もそうでした。でも、わたしはもう効く効かないにかかわらず『打たなきゃいけないものだ』と思ってて……。他にどうすればいいかも分からないし、それでせっせと整形外科に通っていたんですが……」

「お姉さんも『ヒアルロン酸注射の無限ループ』にハマりかけてたんですね」

「えっ、無限ループって、何ですかそれ」

「とても多いんですよ。このループにハマってしまう患者さんが……。とくに多いのは、次の注射を打つ前に痛み止め効果が切れてしまい、かなりの時間、ひざの痛みを我慢している人です。そういう人は、『注射→一時的に痛みが解消→効果が切れる→痛みをガマン→注射』というパターンでヒアルロン酸注射を延々と繰り返すようになっていきがちなんです。また、ヒアルロン酸が効いてもいないのに、惰性で注射を打ち続けている人も少なくありません。いっこうに痛みが引かないのに、なんとなく『注射を打てば安心』のように思ってて、『痛みをとるため』というよりも『注射を打つため』に整形外科へ通っているような人

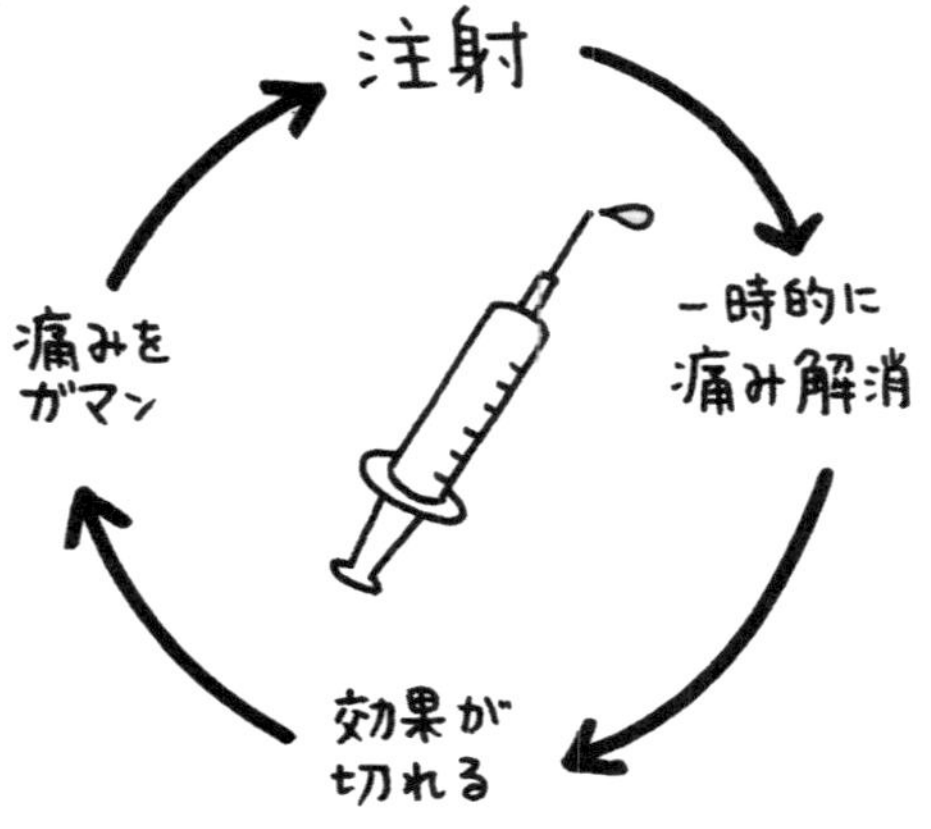

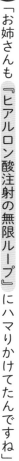

もいらっしゃいます。痛みへの鎮静効果がろくに期待できないのに、痛みをガマンしながら定期的に通い続けるなんてまったくの本末転倒ですよね。そういう状態を私は『ヒアルロン酸注射の無限ループ』と呼んでいるんです。なかには、10年以上ループにハマり続けているような人も決してめずらしくありません」

「10年……。たしかに、わたしもちょっとハマりかけてたかも……」

「注射を打って痛みが引くとか生活しやすくなるとか、何らかの効果があれば別にいいんです。ただ、ろくに効いてもいないのに、惰性で通い続けるのはいけません。そういう場合は、『ヒアルロン酸注射は自分には合わなかった』と見切りをつけて、さっさと他の治療法に切り替えていくべきでしょうね」

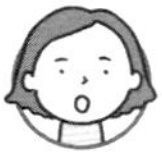

「先生のところでも、ヒアルロン酸注射をやってるんですか？」

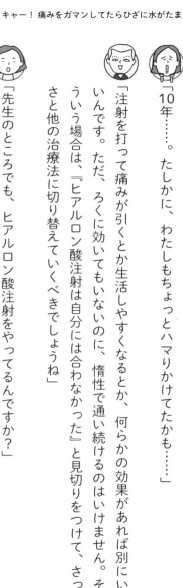

「もちろん、やってますよ。ただ、私のところでは、ヒアルロン酸注射だけで痛みが治まらない人には、**ヒアルロン酸にステロイドを混ぜて注射をする**ようにしています。ステロイドと一緒に注入すると、痛み止めの効果も持続力もグンとアップさせる

ことができるんです。ステロイドというと『強い薬』というイメージを持ってる人も多いのですが、むやみに打たなければ何の問題もありません。ただ、ドクターにも怖い薬というイメージを持つ方が多く、使いたがらない現実もありますけど。少なくとも、毒にも薬にもならないヒアルロン酸注射を漫然と打ち続けるよりはずっと高い効果が期待できます。とにかく、いちばんいけないのは、何も対策をしないまま、ひざの痛みをガマンする状況を長く続けていることです」

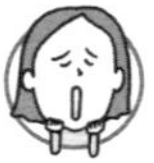

「ああ……わたしもけっこう痛みをガマンしちゃってました。そうしたら、ひざに水がたまってきちゃいまして……。あれには困りました」

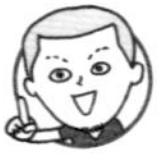

「ひざに水がたまるのは、痛みをガマンしていると起こりがちな現象です。ひざ関節は関節包という袋の中に収まっているのですが、その袋の内側の『滑膜《かつまく》』という部分が炎症を起こすと滑膜から大量の水が染み出てくるんです。その水が袋の中にたまってきちゃうんですね。すると、ひざの内側に水風船を抱えているような状態になって、曲げるたびに痛くなってくるんです」

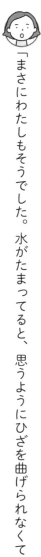

「まさにわたしもそうでした。水がたまってると、思うようにひざを曲げられなくて

……。で、無理に曲げようとすると痛いんです。しかも、1週間経ってもなかなか治まってくれなくて、結局、近所の整形外科に駆け込んで注射器で水を抜いてもらいました」

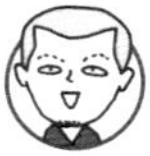

「水がたまる原因になっているのは滑膜の炎症ですから、その炎症が治まらない限りはたまりっぱなしなんですよ。滑膜の炎症が治まれば、自然に解消することもあるんですが……」

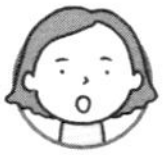

「あの……鍼灸院に行っていたときに小耳に挟んだんですが、ひざの水を抜くとクセになるんですか？ じつは、それが心配だったので、水がたまりだしても1週間様子を見ていたんですけど……」

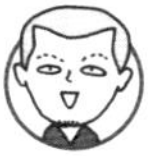

「ああ、あれは真っ赤なウソです。ひざの水は何回抜いてもクセにはなりません。もっとも、水を抜いたとしても、炎症が完全に治まっていなければ、しばらくしてまた水がたまるという現象が繰り返されます。たぶん、こういうウソがまことしやかに広まってしまったのは、『炎症のせい』で繰り返し水がたまってくるのを、『水を抜いたせい』と勘違いしてしまったためなんでしょうね」

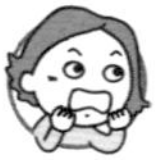

「じゃ、水を抜いても全然構わないんですか」

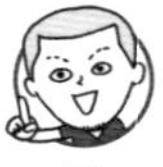

「ええ。ただ、水を抜くならば『炎症を止める治療』も同時にやるべきだと思います。私の場合は、水を抜くときは、炎症を抑えるために必ずステロイド剤を注入するようにしています。それで炎症をちゃんと治してさえしまえば、再び水がたまってくるのを防ぐことができるんです」

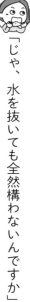

そうか、そうだったのか……。先生の話を聞いていて、わたしは自分の中のもやもやとした疑問が次々に解消していく心地よさを味わっていた。

ヒアルロン酸注射のことについてもひざの水を抜くことに対しても、これまで誰も何も教えてくれなかった。〝これでいいのかな!?〟という不安を抱えつつも、なんとなく周りに流されるようにここまで来てしまった。

でも、この先生は次々にわたしの中の「もやもや疑問」をズバズバと解決して進むべき道を示してくれる……。〝そうだ、ついでにあのことも聞いておかなくちゃ〟——わたしはもうひとつ、自分の中にかねてから巣食っていた「もやもや疑問」について先生に聞いてみた。

あの……グルコサミンって試す価値があるのでしょうか？

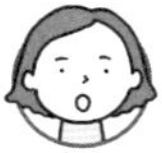

「あの、じつはわたしの母もひざ痛持ちで……」

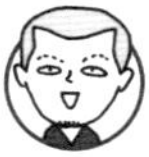

「ああ、はい、弟さんからも伺ってます」

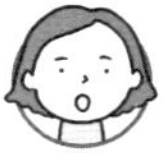

「ひざに水がたまっちゃったときに、母に電話してどうすればいいか聞いてみたんです。そしたら、母が『グルコサミンを飲んだほうがいいんじゃないか』って言うんですよ。いくらなんでも、ひざ痛でそういうサプリメントに頼るのはナシですよね」

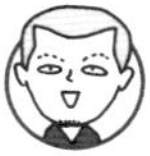

「いや、サプリメントに頼り切りになるのはどうかと思いますが、私は別に効果を全否定することはないと思いますよ。効果がちゃんと感じられるのであれば、使ってみるのもよろしいのではないですか？」

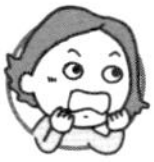

「えっ、効くんですか？　グルコサミンって……。ウチの近所の整形外科のお医者さんは不機嫌な顔で『使うのは勝手だけど、そんなもんに頼っても時間とお金の無駄

だ』って言っていたんですが……」

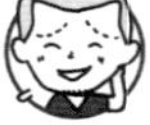

「ハハハ、多いですよね、そういうふうに頭ごなしに否定するお医者さん……でも、ドクターのほうも根拠があって効果を否定しているわけじゃないんですよ。サプリメントは医薬品ではなく健康補助食品ですから、ドクターにはなかなか情報が流れてきません。つまり、ドクターはサプリメントのことをよく知らないんです。医者って自分の知識にないことはとりあえず否定する人種ですから、それで『そんなの頼っちゃダメだよ』とか『どうせ時間とお金の無駄だよ』などとNGを出してしまうケースが多いんですよ」

「磐田先生は否定しないんですか？」

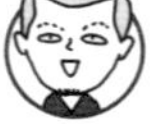

「うん、じつは私自身も効くのか効かないのか不思議に思っていたんです。患者さんの中には『使ってみたらよくなった』という声もあって、〝どうしてよくなるんだろう〟という疑問を持っていた……だから、自分で調べてみたんですよ」

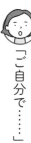

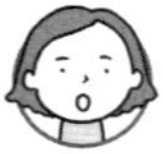

「ご自分で……」

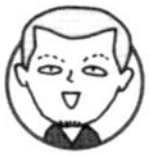

「はい、変形性ひざ関節症の患者さん18名を対象に、グルコサミンを飲んだグループと飲んでないグループに分けて、1年間追跡調査をしたんですね。そしたら……」

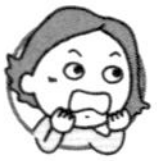

「そしたら……どうなったんですか？」

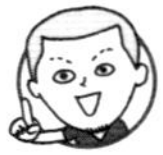

「グルコサミンを飲んでいた人は、飲んでいない人に比べて40％くらいの割合でひざの痛みが改善したという結果が得られたんです。ただ、その方々のひざの状態をレントゲンやMRIで確認したところ、ひざの軟骨に変化は見られませんでした（P.90図9）。そして、これらの結果から、グルコサミンには軟骨を増やすような効果はないものの、ひざの痛みのもとになる炎症を抑える効果は期待できる――そういう結論に達したんです」

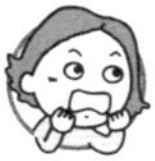

「軟骨は増えないけれど、痛みの改善は期待していいんですね」

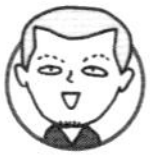

「はい。しかも、グルコサミン服用でひざ痛が改善した人には、服用開始から1か月以内に明らかな効果が現われることも分かりました。ですから、最初の1か月試してみて〝あ、ちょっと違うかも……〟〝痛みが軽くなってきたかも……〟と感じればそ

【図9】グルコサミンの痛み改善効果　※磐田医師の研究より

グルコサミン研究①　飲んだ人のほうがひざの痛みが改善！

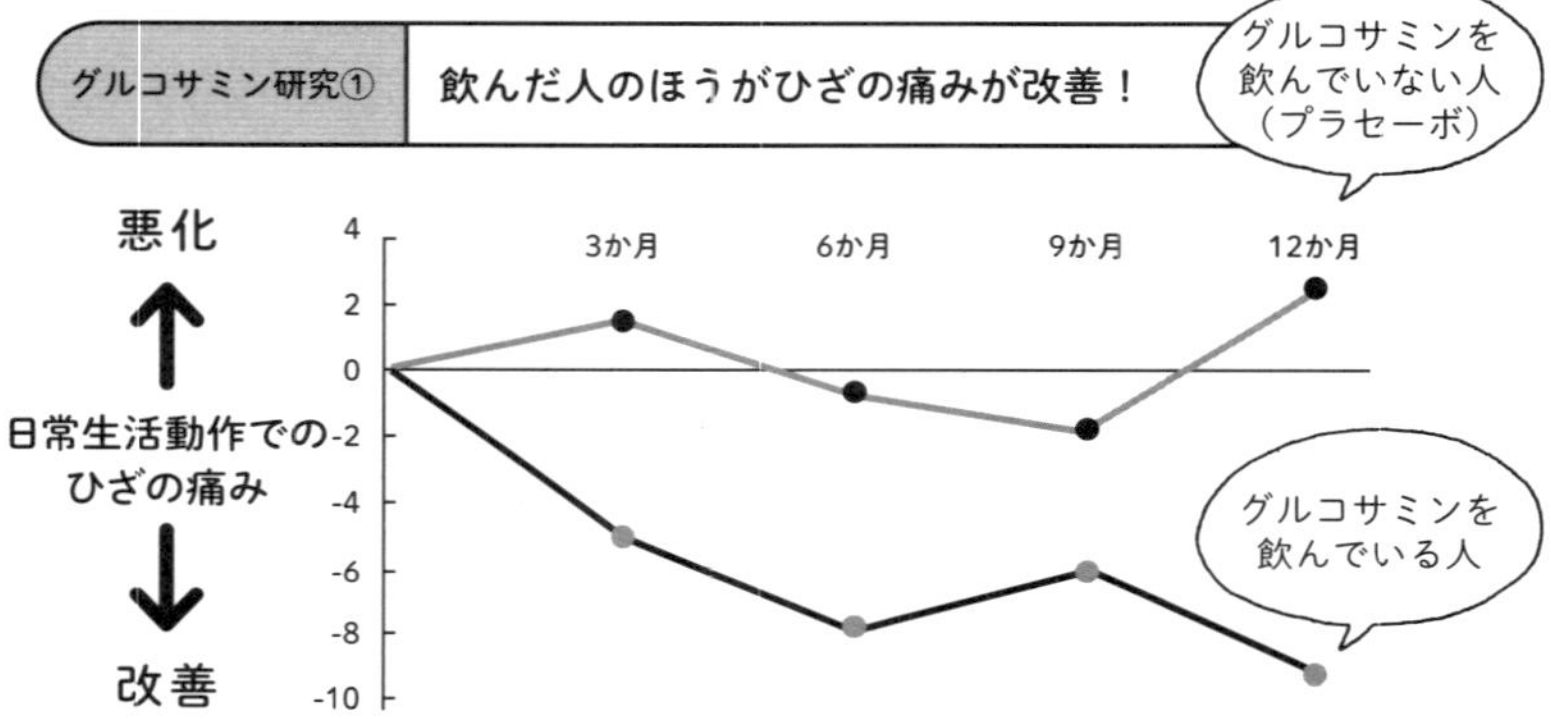

変形性ひざ関節症の患者18名を対象として1年間の追跡調査を行なった結果、グルコサミンを飲んだ人は飲んでいない人に比べて、ひざの痛みが改善するという結果が得られた。ただし、これらの人をMRIで調べたところ、ひざの軟骨には何も変化が見られなかった。

グルコサミン研究②　ヒアルロン酸注射よりも
グルコサミンのほうが効果があった！

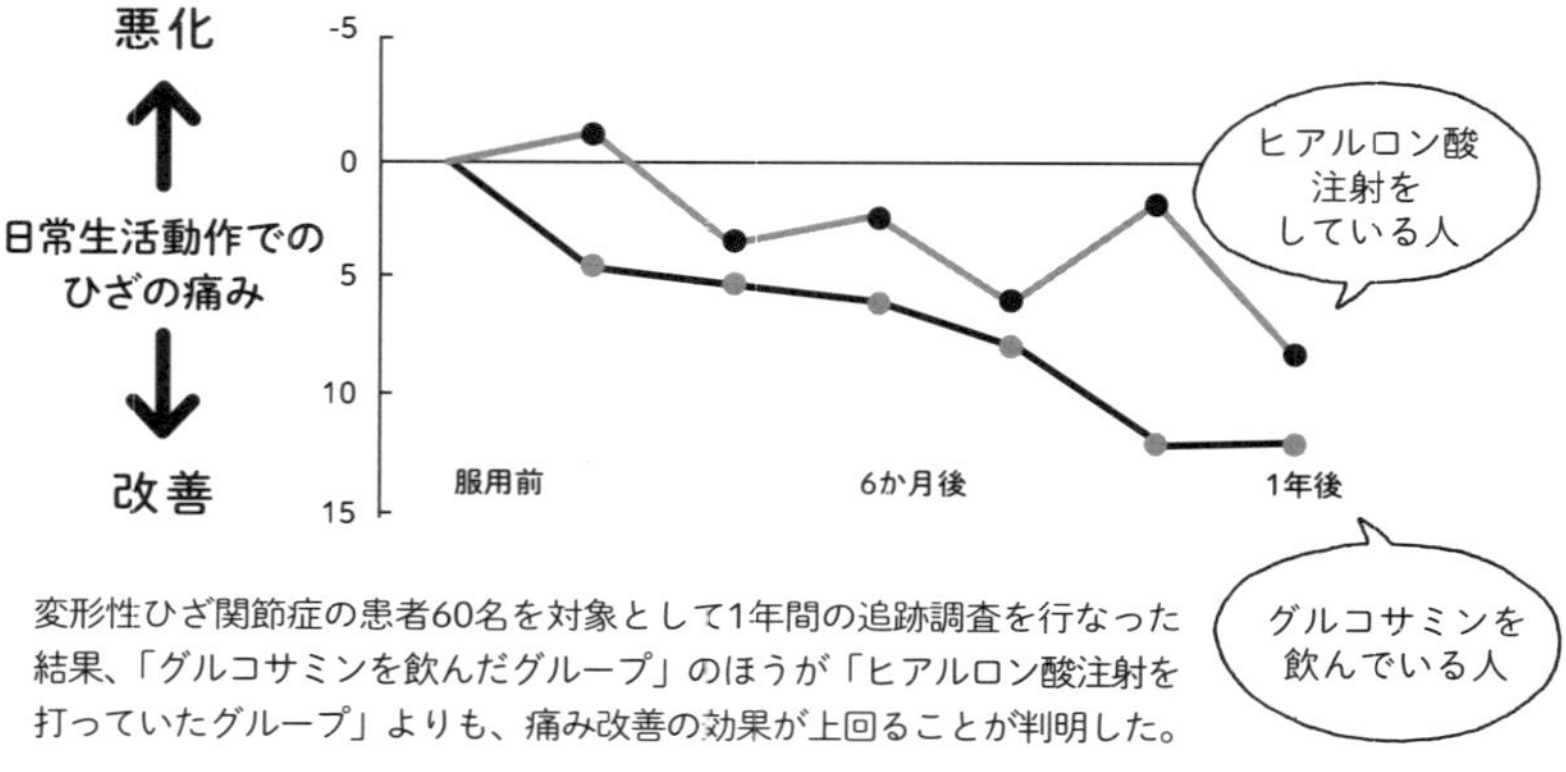

変形性ひざ関節症の患者60名を対象として1年間の追跡調査を行なった結果、「グルコサミンを飲んだグループ」のほうが「ヒアルロン酸注射を打っていたグループ」よりも、痛み改善の効果が上回ることが判明した。

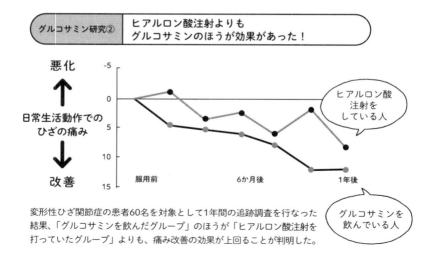

のまま服用を続けてみるといいのではないかと思います」

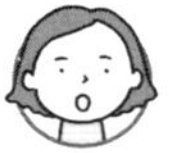

「なかには効かない人もいるんですか？」

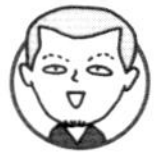

「効かない人もいます。私は、1か月続けてみてもまったく効果が感じられないようであれば『自分には効かない』と思って、ほかの方法をとることをおすすめしています」

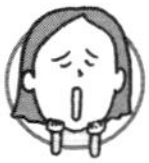

「効く人には効くし、効かない人には効かないというわけですね」

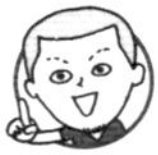

「そうですね。ただ、効く人にはけっこう強い味方になってくれる可能性があります。じつはこの後でグルコサミンを飲んでいる人とヒアルロン酸を注射している人とでどっちが痛みを和らげる効果が高いかについても調べてみたんですが、なんと、グルコサミンのほうがヒアルロン酸よりも効果が高いという結果が出たんですよ。ですから、サプリメントの効果もそうそう捨てたものではありません。もちろん、今後、もっと大規模な研究を行なって証明していく必要があるでしょうけど……」

「じゃあ、わたしも試してみる価値は十分にあるんですね」

「試す価値は十分あると思います。むしろ、ひざの痛みを軽減させる可能性が少しでもあるなら、試してみないという手はありませんよね」

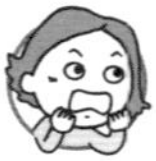
「そうだったんですか……わたし、母に対して『グルコサミンなんて、そんなの効くわけないでしょ』なんて言っちゃったんですが、悪いこと言っちゃったかしら……」

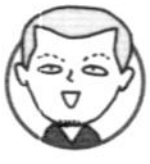
「お母さまもグルコサミンを飲んでいるんですね。まあ、効くか効かないかは人によりますし、なかには効いてもいないのに惰性でサプリメントを飲み続けているような方もいらっしゃるので、何とも言えないところなんですが……」

「ああ、わたしの母はそのクチかもしれません。なんかの信者みたいに『これさえ飲んでれば、いつかはよくなる』みたいなこと言ってましたから……」

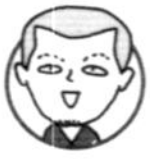
「それはよくないですね。効きもしないのに過剰な期待を抱いて飲み続けるのは、それこそ時間とお金の無駄です。1か月試してみて、よければ続ける、ダメならスパッ

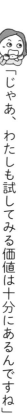

とやめる。そこの踏ん切りはしっかりつけたほうがいいと思います」

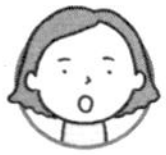

「グルコサミン以外のサプリメントはどうなんですか？　ドラッグストアに行くとものすごくいろいろな種類が出てるんですが……」

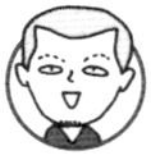

「私はグルコサミンとコンドロイチンしか効果を調べていません。ただ、コラーゲンにしても他のサプリメントにしても、１か月試してみて痛みが軽くなったと感じられるようなら使ってみればいいのではないのでしょうか。あと、患者さんの中には『ＭＳＭ』『アガロオリゴ糖』といったサプリメントを飲んでいる方もいます。ＭＳＭはひざ痛向けのサプリの中ではいちばん抗炎症作用が高いとされています。また、アガロオリゴ糖は、グルコサミンと併用すると効果が高まるというデータが出ていて、グルコサミンとアガロオリゴ糖のふたつをセットにしたタイプのサプリも発売されています」

グルコサミンに対するわたしの中の「もやもや疑問」はこれでスッキリ解決した。どうやら、わたしはサプリメントの効果をだいぶ誤解していたようだ。今日は早速ドラッグストアに寄っていくことにしよう。それにしても、こういう情報って、ひざ痛持ちにはまったくと言っていいほど知らされていないわよね。もし、知らないままでいたらみすみすソンをしちゃうのに……。こういうふうに「いま知っておかないとソンすること」って他にもまだあるのかしら……。わたしは頭によぎったこうした思いを先生にぶつけてみることにした。

O脚を進行させないことが、ひざ痛の悪化を防ぐカギだった!

「先生、いまのサプリメントのお話なんか、患者が知っているかどうかですごく差がつくことですよね。わたしのような中等症期の段階で、ちゃんと知っているのと、まったく知らずにいるのとで今後の進行具合に大きな差がついちゃうようなことって、他にも何かあるんですか?」

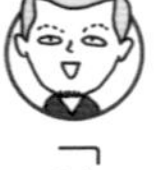

「はい……ありますね。いまの時期にやっておくかどうかでとても大きな差がつくこ

とが。……じゃ、お姉さん、ちょっとそこの壁の前でつま先をそろえて両足をピシッと閉じて『気をつけ』の姿勢をとってみてください」

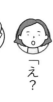

「え？　ああ、はい……これでいいですか？」

「……なるほど。じゃあ、今度はちょっと靴を脱いで、靴底の状態を見せてもらえますか？」

「あ、はい……靴底なんか見てなにか分かるんですか？」

「ひざ痛の方にとってとても重要なことが分かるんです。お姉さんは少しO脚が進んでらっしゃるようですね」

「……O脚ですか？」

「鏡でご自分でチェックしてみてください。まっすぐ立ったときにひざとひざの間に指2本分くらいの隙間ができちゃってるのが分かりますか？　それに、ほら、靴底を

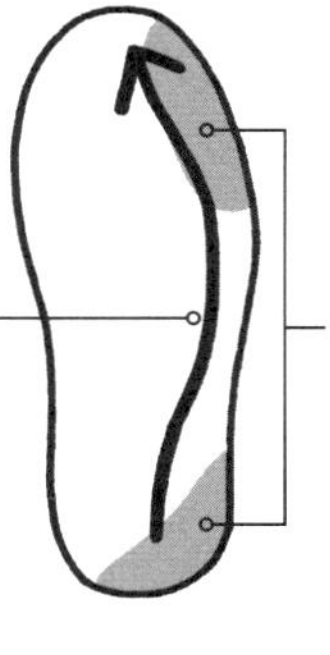
O脚だと靴底の外側がすり減りやすくなる。
歩行時の足裏の重心移動

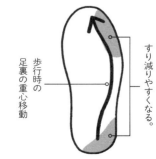

見ると外側のほうがすり減っていますよね。これはO脚によって、より足の外側に体重がかかっているという証拠です。O脚が進むと、体重をかけたときにひざ関節の内側にばかり大きな力がかかるようになって、その部分の軟骨がすり減りやすくなってしまう。つまり、変形性ひざ関節症がより進行しやすくなってしまうんですよ」

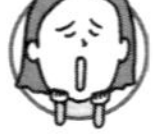

「そ、そうだったんですか……。わたしはこれくらいのO脚なら別に何の問題もないだろうと思っていたんですが……」

「いや、O脚を甘く見てはいけません！　O脚は放っておくとどんどん進んでしまうことが多いんです。これは、変形性ひざ関節症のほうもどんどん進んでしまっているという結果を反映しています。だから、できるだけO脚が軽度のうちに対策をしていくほうがいい。様子なんか見てちゃいけません。中等症期のひざ痛でO脚が進み始めているとなれば、もう速攻で手を打ったほうがいいでしょう」

わたしは先生の目が急に鋭さを増したのに少しびっくりした。そうか、ひざ痛持ちにとって、O脚ってそんなにも放っていてはいけないことだったのか……。たぶん先生はひざ痛を防いでいくために、この部分をものすごく重視しているんだな……。わたしは先生の真剣な

【図10】O脚のチェック法とO脚がもたらす悪影響

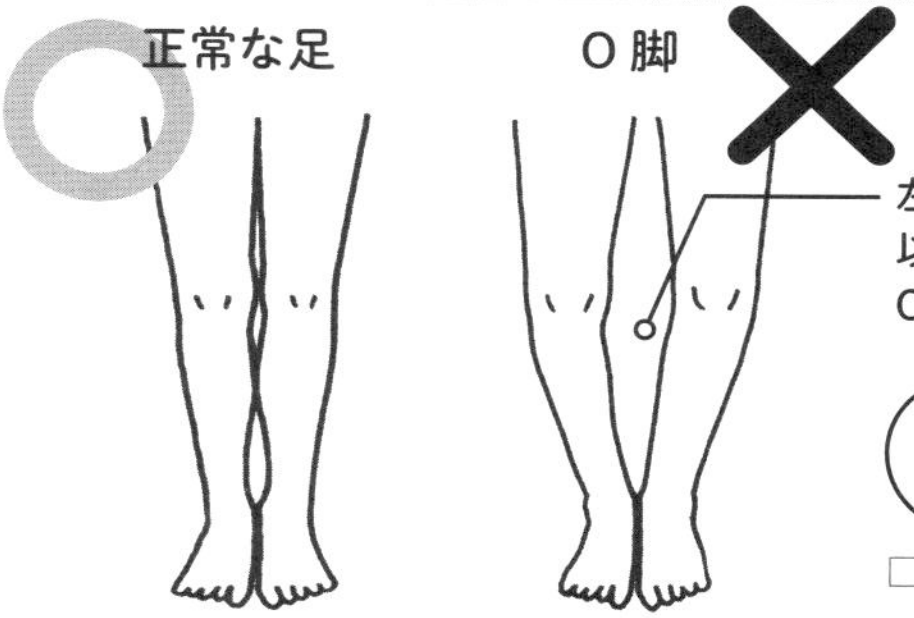
左右のひざの間に指2本分
以上のすき間があったら、
O脚の可能性アリ！

ひざ、ふくらはぎがぴったりくっつく

ひざの内側にすき間ができ、足全体が外側にアーチを描いているような状態

簡単チェック法

□ひざの間にスマホを挟んでみる
→挟めなかったらO脚

□つま先をそろえて立ったときに左右のかかとがつくかどうか
→つかなかったらO脚

□靴底をチェックする
→外側ばかりすり減っていたらO脚

放っているとO脚が進行
ひざの内側に大きな力がかかる

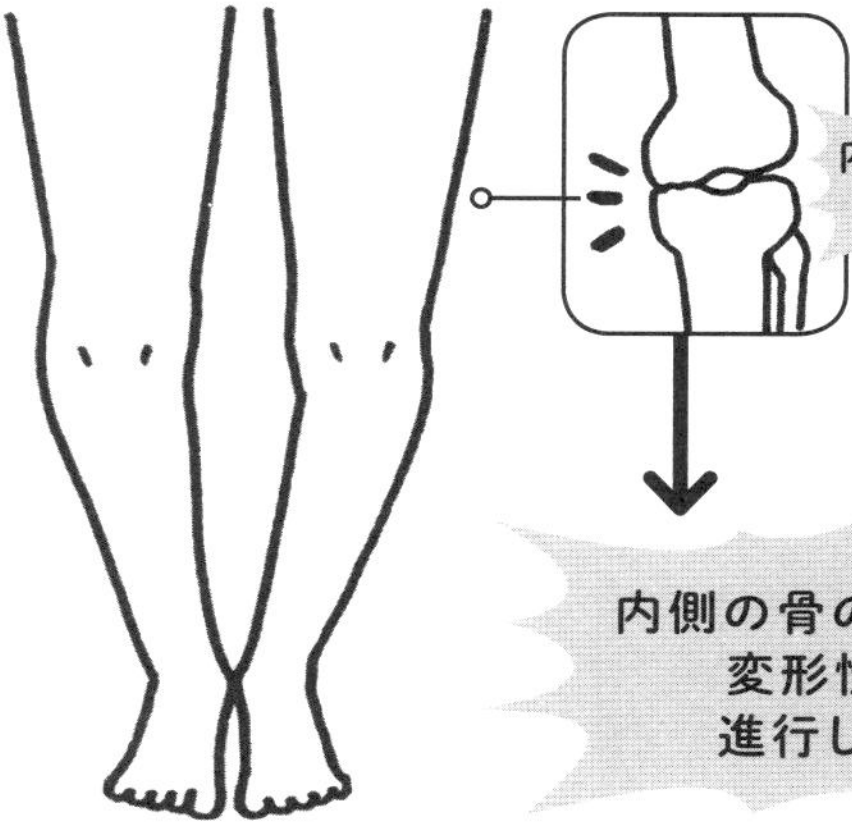
内側の骨が
ぶつかる

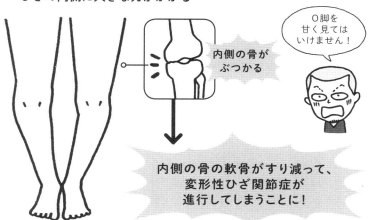

内側の骨の軟骨がすり減って、
変形性ひざ関節症が
進行してしまうことに！

表情に少し戸惑いながらも、言葉を続けていった。

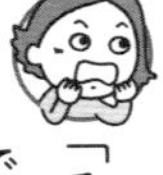

「そんなに大事なことだったんですね。だけど、O脚って治すことができるものなのですか？」

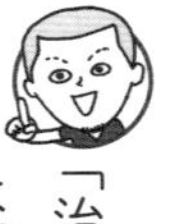

「治すのはなかなか難しいんですけど、進行を予防する簡単な矯正方法があるんですよ。そして、これを行なえばO脚を矯正しつつ、変形性ひざ関節症の進行も予防していけるようになるんです。ある意味、『いちばん確実でいちばん簡単なひざ痛の予防法』と言ってもいいかもしれませんね」

「その簡単にできる矯正方法というのは……」

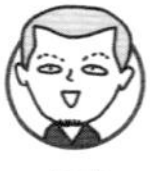

「インソールです」

「インソールって、靴の中に敷くやつ……中敷きですか？」

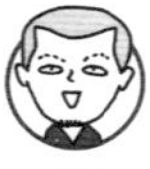

「そうです。医療業界では『足底板《そくていばん》』と呼ぶこともあります。O脚の人の場合、足の

【図11】インソールでO脚とひざ痛を防ぐメカニズム

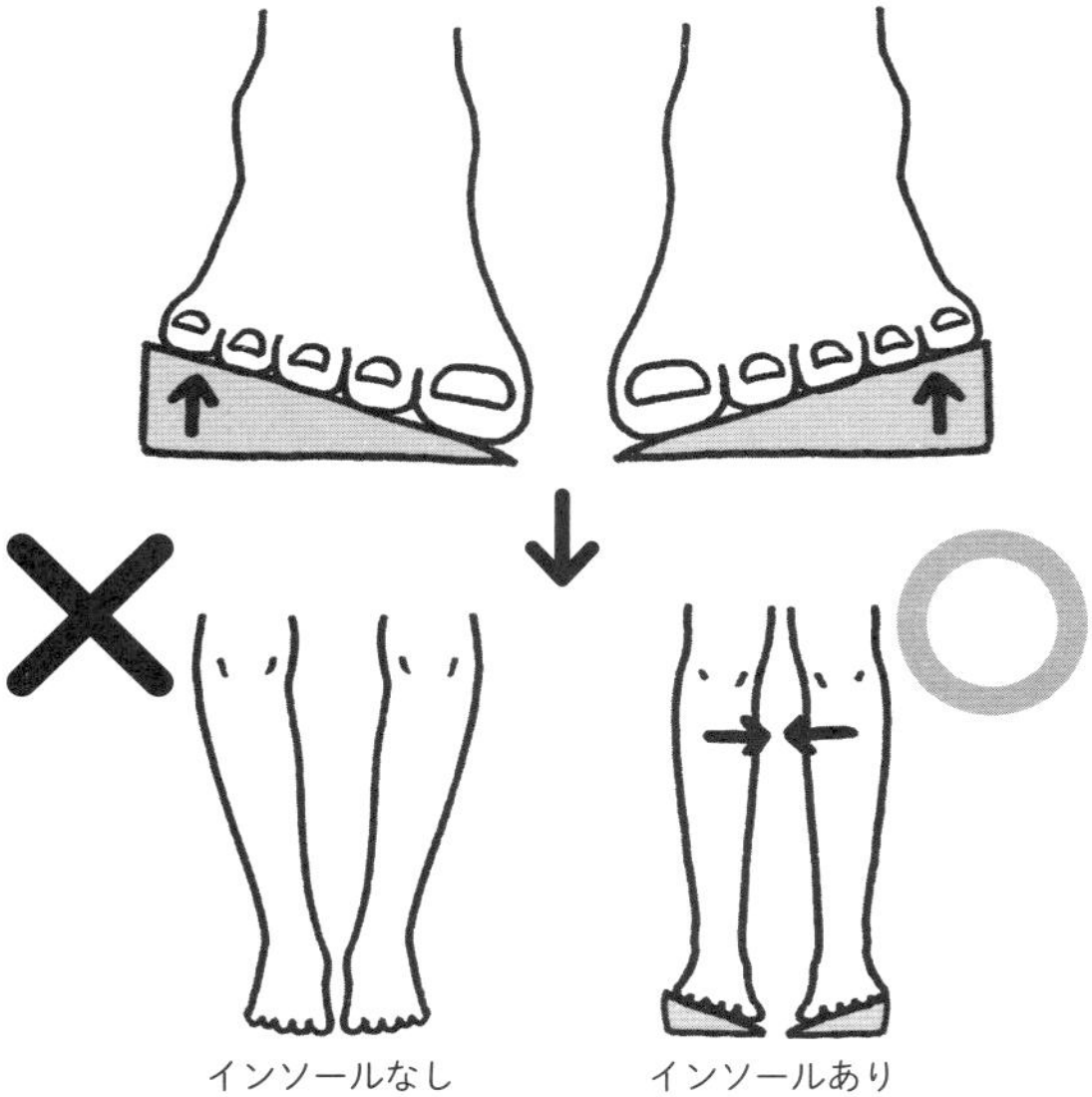

インソール（足底板）によって足の外側を高くする

（注）インソールは、個々人の足裏の形によって調整する必要があります。

足の外側を高くしたことで、ひざを内側に寄せる力が働く

↓

インソールによって
ひざ関節の内側の骨がぶつかりにくくなり、
軟骨の摩耗が抑えられる

↓

**O脚を矯正し、変形性ひざ関節症の
進行が抑えられ、痛みも緩和する！**

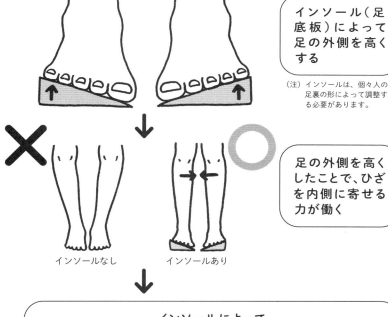

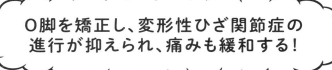

外側にばかり体重がかかることになりますよね。さっき、お姉さんの靴底が外側ばかりすり減っていたのもそのせいです。だから、簡単に言うと**『足の外側を高くしたインソール』を靴に入れる**んですよ。そうやって足の左右外側を高くすると、ひざをグッと内側に寄せる力が働きます。すると、Ｏ脚を防ぐことにもなるし、ひざ関節内で内側の軟骨ばかりがすり減る状況を防いでいくことにもつながるわけです」

「そっか、そんな簡単なことでよかったんですね。その『足の外側を高くしたインソール』はどこで売ってるんですか？」

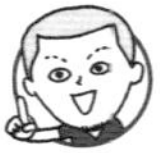

「靴屋さんやネットショップなどでは、Ｏ脚用インソールが１０００円前後の値段で市販されています。ただ、市販のインソールだと、足の外側の高さが自分のＯ脚の程度に合わないというケースも出てきます。そういう場合はオーダーメードでインソールをつくるという手もあります。ほとんどの整形外科にはインソールをつくる装具メーカーが出入りしているので、オーダーメードを希望するなら整形外科医に相談してみるといいのではないでしょうか。まあ、少々値段が高くなってしまうのと業者の腕に差があるのが難点なんですが……。あと、運動靴メーカーのアシックスではＯ脚の人向けに外側を高くしたウォーキングシューズ（ライフウォーカー）を発売してい

るようです。患者さんからはこのシューズもけっこう評判がいいですよ」

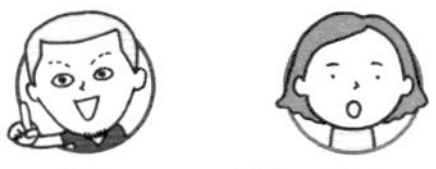

「なるほど……。ただ、先生、わたしけっこうな外反母趾《がいはんぼし》なんですが、インソールを選ぶにあたって外反母趾のほうは考慮しなくてもいいんでしょうか」

「いや、もちろんそれも考慮したほうがいいです。外反母趾がひざ痛に与える影響もかなり大きいんですよ。外反母趾をかばってヘンな歩き方をしていたためにひざ痛になってしまったという患者さんもいらっしゃいます。それに、外反母趾は足のアーチが消失するのが原因ですが、そうなるとクッション機能が低下して足を踏み出すたびにひざ関節に負担がかかるようになってくるんです。ですから、できればO脚だけでなく外反母趾もカバーしたインソールをつくるほうがいい……。ただ、そうなると、やはり市販のものではなく、オーダーメードのインソールをつくったほうがいいかもしれませんね」

「わかりました。じゃ、わたしも早速つくることにします」

「そうですね。とにかくこれに関しては早いほうがいい。本当はひざ痛の人に限らず、中高年になったらみんなO脚予防のためのインソールを入れるくらいのほうがいいんです。それに、家の中で活動する時間が長い人は、室内履きにもO脚予防のインソールを入れるようなことをしてもいい。ぜひ、『インソールでひざ痛を防いでいくんだ』というくらいの心づもりで行なっていくといいのではないでしょうか」

インソールか……。たしかに、これをやっておくのとやっておかないのとでは、ゆくゆく大きな差がつくんだろうな。インソールでO脚を防いでいればそれだけでひざへの負担のかかり具合が違ってくるわけだから……。その毎日の「チリツモ」がこれから先のひざの状態を左右することになっていくというわけね。だけど、毎日の「チリツモ」がモノを言う「重大なこと」がもうひとつあるのよねえ……。わたしは意を決して、自分にとって「避けることのできない重大な問題」について先生に質問してみることにした。

あのう、やっぱり体重を落とさなきゃダメなんでしょうか……？

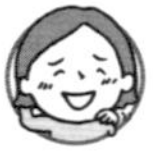

「先生、あの……たぶん、これについて聞かないわけにはいかないと思うんでお聞き

しますが、やっぱりひざ痛を防いでいくには、体重落としてやせたほうがいいんですよね」

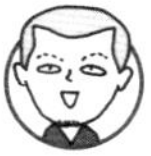

「ああ……ダイエットについてですね。さすがお姉さん、ご自身の健康とちゃんと向き合ってらっしゃいますね」

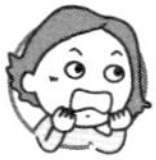

「え？　どういうことですか？」

「いや、じつは女性の患者さんの場合、体重やダイエットの話をすると嫌がる方も少なくないので、私のほうからはあまり言わないようにしてるんですよ。もちろん、質問されれば答えますが……」

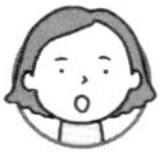

「その患者さん方の気持ち、よくわかります。わたしも決してやせているほうではありませんし、体重のことはずっと気にしてますので……。ひざのためにもやせなきゃいけないってことはわかっているんです。わかってはいるんですけど、なかなかやせられない。……とくにひざが痛いときは、運動もできませんし、いろいろストレスもたまりますよね。そうすると、ついつい戸棚のお菓子とかおせんべいとかに手を出し

てしまうんです。それでかえって太ってしまう……。なんだか、ひざの痛みのせいにしているみたいですけど、なかなかこの悪い流れを変えられなくて……。でも、やっぱり『やせる』っていうのは、ひざ痛の人には避けて通れない問題なんですよね」

「いや、別に避けて通っちゃってもいいんじゃないですか？」

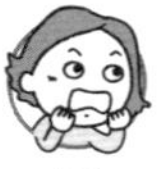

「は!?」

「ハハハ……私はひざ痛の患者さんにあまり『やせなさい』と言わないんですよ。もともと私は、ひざの痛みのために何かをガマンするとか、何かを犠牲にするとか、何かやりたいことをあきらめるとかという発想が好きじゃないんですね。だって、ひざ痛のためにおいしいものを食べるのをあきらめるなんて嫌じゃないですか。楽しく食べるとか、楽しく体を動かすとか、そういう人生の楽しい部分はなるべく削らずにやっていくほうがいい。ですから、『やせなきゃ』という部分に目を背けたいなら背けていてもいいし、避けて通りたいなら避けて通っちゃってもいい――私はそう思います」

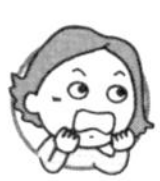

「まさか、そんなふうに言われるとは思っていませんでした。わたしはてっきり『もっとやせなきゃダメだ！』って叱られるものと……。そう言われるのを覚悟してきたんですが……」

わたしは不覚にも涙ぐんでしまった……。この先生、すごい……。単にひざの痛みをとることだけじゃなくて、その人にとって、その人の人生にとって何がもっとも大事なのかをちゃんと見据えている。じゃなきゃ、なかなかこういう答え方できないわよね……。わたしは目を潤ませつつ、先生の話を聞き逃すまいと耳を傾けた。

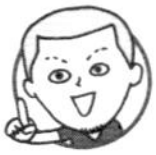

「もちろん、ひざの関節にとっては、体重は少ないに越したことはありません。なにしろ、体重60kgの人は、平地を歩いているだけで60kgの重みが片方のひざ関節にかかるんですから。当然、ひざ関節にのしかかる体重が少ないほうが、関節にかかる負担は軽くなります。しかし、それはそれです。私はひざ関節にかかる負担を軽くするために『食べるのをガマンして体重を減らそう』とか、そこまでの無理はしなくてもいいと思いますよ。それに、ひざ関節への負担を減らすための手段は、別にダイエットだけではありません。さっき言ったインソールだってそうですし、鍼灸や接骨・整体が役立つことだってあるでしょう。最終的には手術という選択肢だってあります。だ

から、そういう『ダイエット以外の選択肢』をうまく使っていけば、それでいいのではないでしょうか」

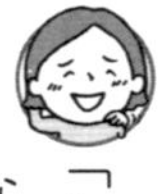

「わたし、今日先生のお話を聞けて本当によかった……。なんだか、これまで『やせなきゃ、やせなきゃ』と思っていた気持ちがスーッと溶けてなくなった気がします。まるで、ずっと自分を縛っていた縄がほどけて解放されたみたい……」

「それはよかった」

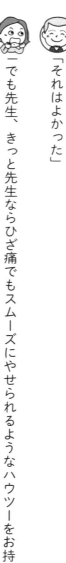

「でも先生、きっと先生ならひざ痛でもスムーズにやせられるようなハウツーをお持ちですよね。ぜひ、ぜひともお教えいただけませんか？」

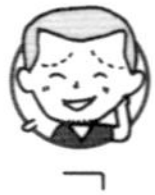

「いましがた、やせようという気持ちが溶けてなくなったと……」

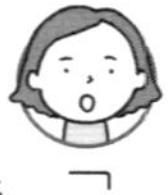

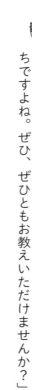

「それとこれとは、また別の話です。それにダイエットは女にとって永遠のテーマでもあるので……」

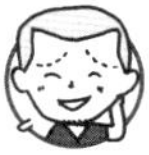

「なんか、お姉さん、急に目が輝いてきましたね……。じゃ、お話ししましょう。ダイエットの王道は食事と運動ですが、ひざが痛くて運動ができないようなときは、食事を工夫していくしかありませんよね。では、食事をどのように工夫していくか。私は**工夫のポイントは『食事内容』と『食事時間』**だと考えています」

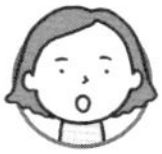

「食べる内容と食べる時間ですね」

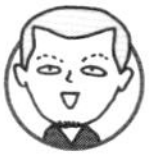

「まず**『食事内容』**ですが、これはお話しするまでもないかもしれません。要するに、**糖質制限**です。炭水化物や甘いものをなるべく少なめにしてください。ご存じかもしれませんが、体内で糖質が不足気味になると、代わりに脂肪が燃えるようになります。ただ、炭水化物や甘いものは少なめにはしてもゼロにはしないこと。脂肪やたんぱく質はしっかり摂って、野菜やきのこ、海藻もしっかり摂って食物繊維やビタミン・ミネラルも不足させないように注意してください」

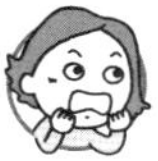

「なるほど……で、食事時間のほうは？」

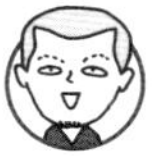

「食事時間のほうは**『空腹の時間をたっぷりつくる』**ことが大切です。体内の脂肪は

おなかが空いているときによく燃えます。だから、できるだけ間食は控えること。それと、夕食の時間をできるだけ早くすることをおすすめします。たとえば、6時とかの早い時間帯に夕食を摂ってしまえば、翌朝目覚めるまで空腹の時間をたっぷりとることができますよね。また、食事の際は20分以上かけてゆっくり食べることを心がけてください。脳の満腹中枢が満腹感を得るには20分かかるとされています。だから、時間をかけるほうが満腹感が得られやすくなるんです。そして、ゆっくり時間をかけて食事をするためにも、きんぴらごぼう、キャベツサラダ、生春巻きなどの『歯ごたえのある食材』をよく噛んで食べるように習慣づけていくといいのではないでしょうか」

「つまり、早めの夕食をゆっくりよく噛んで食べて、満腹感を感じられたら、あとはもう何も食べずに朝までぐっすり寝てしまえと……」

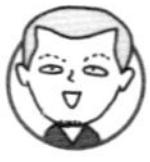

「そうです。ひざが痛くて動きたくないのなら、そういうところで工夫していくのがもっとも合理的だと思います」

「よーし、さっそくチャレンジしてみます。先生のお話を伺っていたら、ひざ痛持ち

【図12】ひざ痛持ちにおすすめのダイエット法

食事内容の工夫

糖質制限

Point

- □炭水化物や甘いものを減らす（ただし、ゼロにはしない）
- □脂肪、たんぱく質、野菜、きのこ、海藻はしっかり摂る

↓

糖質が減ると、糖質の代わりに脂肪が燃えるようになる

食事時間の工夫

空腹時間を増やす

Point

- □早い時間に夕食を摂って、翌朝まで何も食べない
- □間食はやめる
- □20分以上かけて、よく噛んでゆっくり食事をする

↓

脂肪が効率よく燃えるようになる

↓

効率よくやせることが可能に！
ひざの痛みを軽減するには−6kg減が目標！

で意志の弱いわたしでもできそうな気がしてきました！」

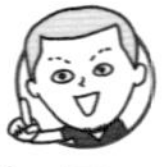

「あ、そうそう……ダイエットをするなら、目標値があったほうがいいですよね。『ひざの痛みをなくすには、あと何キロやせればいいんですか』ってよく聞かれるんですよ。じつは、これには文献があって、**6kgやせるとひざの痛みへの軽減効果が得られる**とされているんです。ですから、1か月に1kgやせるのを目標にして6か月で6kg減を目指してもいいし、1か月に2kgやせるのを目標にして3か月で6kg減を目指すのもいい。だいたいこれくらいのペースで無理せずゆっくりやっていくのがおすすめです」

いつの間にか、わたしは先生に感謝するような心情になっていた。

ひざのことも、ダイエットのことも、わたしの周りにはこれまでこんなに親身になって答えてくれる人はいなかった……。しかも、すべて医学的・科学的に裏づけされていることなんだし……。

この先生の言うことなら、そりゃ信じてやってみようという気になるわよね。どうせならこの機会に、ダイエットの他にもいろいろ役立つことを聞いておきたいな――そんな気持ちでわたしは質問を続けた。

中等症の人には「ひざに負担をかけない下半身運動」がおすすめ！

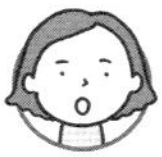

「あの、別にダイエット目的でなくても構わないのですが、中等症の時期のひざ痛の人でも気軽にできるエクササイズとかって何かないんですか？　痛いからといって体を動かさないでいると、運動不足で体がなまる一方だし、60を過ぎて体を動かさないでいると筋肉も落ちがちになるって言いますよね……」

「あります、あります。さすがですね。お姉さんがおっしゃるように、この時期に体を動かす習慣をつけておくことは非常に大切なんですよ。人間の体って、骨も関節も筋肉もろくに使わずにいるとどんどん機能が落ちちゃうようにできているんです。だから、そうなってしまわないように、ひざを痛めない範囲内で体を動かしていかなくてはなりません」

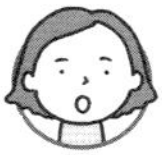

「ひざが痛くないように注意しながら体を動かすって難しそうですね」

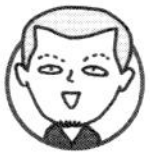

「そうでもないですよ。要は、ひざ関節に体重を乗せなきゃいいんですから。じゃあ、

エクササイズとして簡単な筋トレをふたつご紹介しましょう。ひとつは『座りもも上げ』です（P.114 図13）。これはイスに浅く座って、太ももを上下に素早く動かしていくトレーニングです。座っていれば、ひざ関節には体重がかかることはありません。でも、これを行なうと、腹筋や太ももの前側の筋肉を鍛えることができますし、体の奥にあるインナーマッスルの大腰筋《だいようきん》も刺激することができるんです」

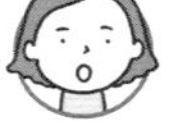

「なるほど、これならひざが痛むこともなさそうです」

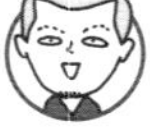

「ふたつめは『エア自転車こぎ』です（P.115 図14）。こちらは、仰向けに寝転がった状態で両足を上げて、空中で自転車こぎをするトレーニング。もともと自転車をこぐ動きは、ひざにはあまり負担がかからないのですが、寝転がって空中に向かってこげばひざに荷重負担がかかるリスクがさらに少なくなりますよね。これを行なうと、腹筋や太もも、お尻に力が入って、下半身をトータル的に刺激することができるんです。有酸素運動としての効果も期待できますし、ふとんに寝転がりながら起床後や就寝前に行なうのを習慣づけていくといいのではないでしょうか」

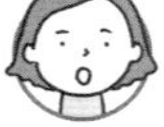

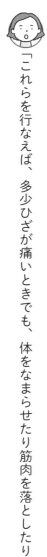

「これらを行なえば、多少ひざが痛いときでも、体をなまらせたり筋肉を落としたり

しないで済むというわけですね」

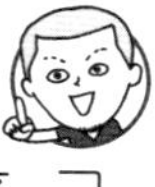

「その通り！ ものすごく痛いときは無理をする必要はありませんが、中等症の時期は、痛いときもあれば、痛まないときもあるというように症状にムラがあるはず。痛まないときはなるべく意識して体を動かしていくほうがいいんです」

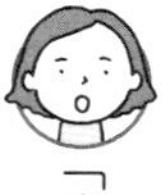

「痛くないときはウォーキングとかも、やったほうがいいんですか？」

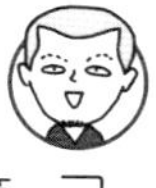

「歩けるなら、なるべく歩いたほうがいいです。普段からよく歩いていると、ひざ関節内で関節液が回って、軟骨に対して好影響をもたらすようになるんですよ。ただ、1万歩以上とか調子に乗って歩きすぎるとひざが痛くなってくる場合もあるので、あくまで無理のない範囲で行なうようにしてください。それと、ウォーキングをするなら、さっきお話しした『足の外側を高くしたインソール』（P.99参照）を入れるのが必須です。インソールをしないままのウォーキング習慣は、かえってO脚を進ませてしまうことにもつながりかねません。O脚を防ぐため、ひざ痛を進ませないためには、**インソールを装着して歩くのがマスト**だと思ってください」

【図13】「座りもも上げ」のやり方　※左右10回×3セット

①イスに浅く座る

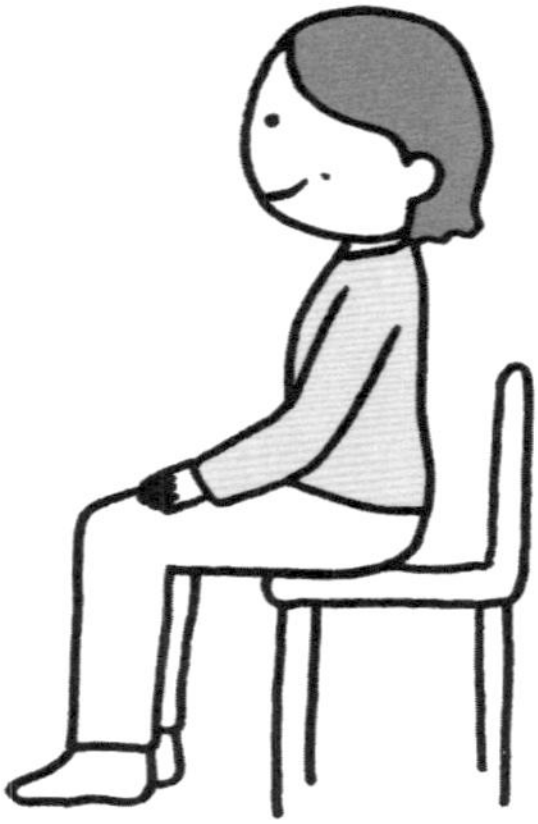

イスに浅く座って、背すじをピンと伸ばす。足はしっかり床につけるようにする。

②太ももを素早く上下に動かす

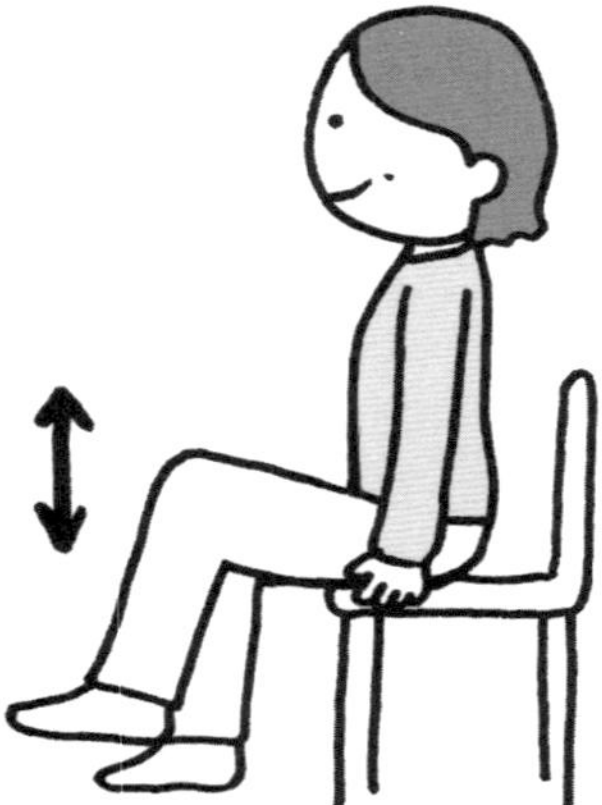

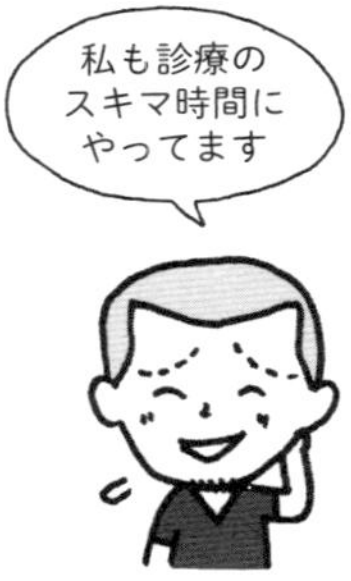

上体をまっすぐキープしながら、片方の足を上げ、太ももを10cmほど上下に素早く動かしていく。目安は左右それぞれ10回×３セットずつ。スピード感を持ってリズミカルに行なうのがコツ。腹筋と太もも前側の筋肉が鍛えられる。

【図14】「エア自転車こぎ」のやり方 ※1回10回転×1〜3セット

①仰向けになって両足を上げる

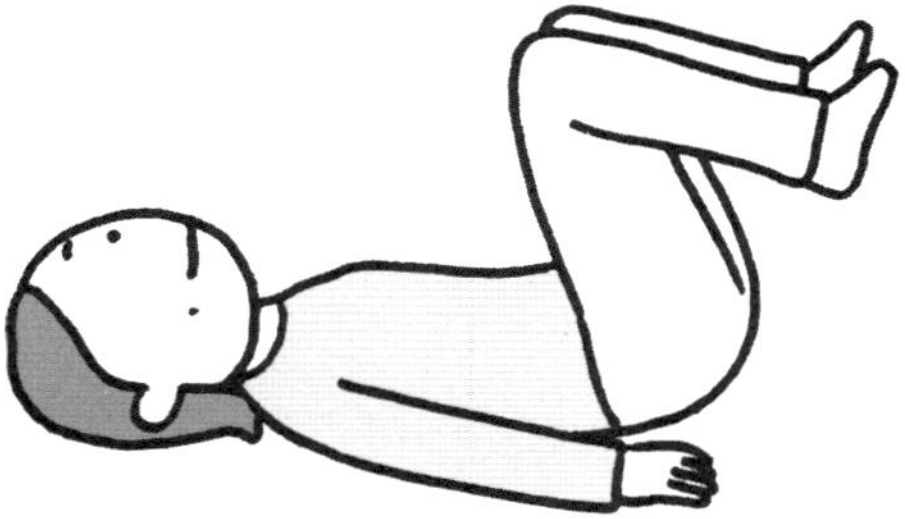

仰向けに寝て、両ひざを曲げた状態で足を上げる。両手は床を押し、体を支えるといい。

②自転車をこぐように左右の足を交互に動かす

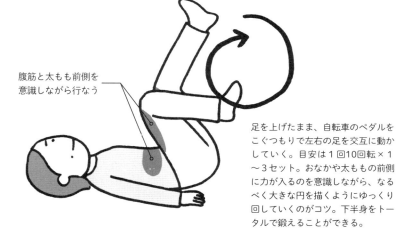

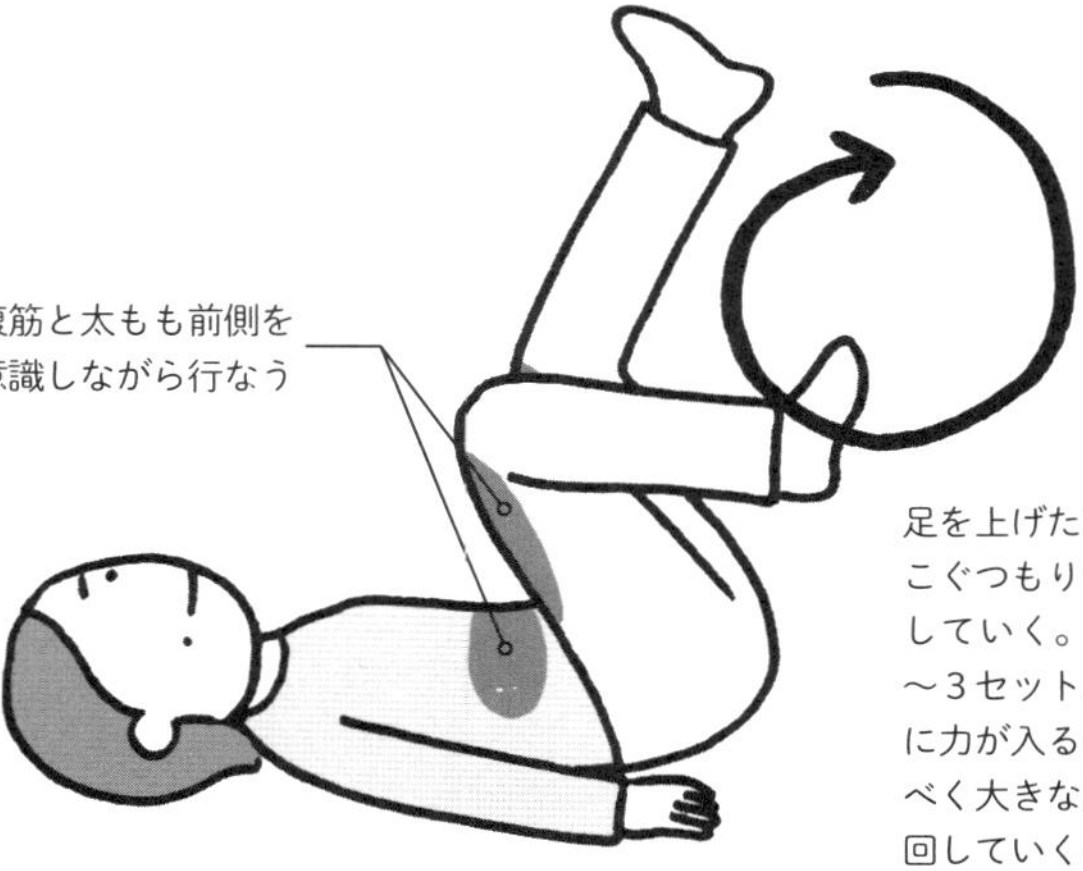

足を上げたまま、自転車のペダルをこぐつもりで左右の足を交互に動かしていく。目安は1回10回転×1〜3セット。おなかや太ももの前側に力が入るのを意識しながら、なるべく大きな円を描くようにゆっくり回していくのがコツ。下半身をトータルで鍛えることができる。

「わかりました。あ、そういえば少し前に友だちから『水中ウォーキング』に誘われたことがあるんですけど、あれはどうなんですか？」

「いま、まさにお話ししようと思っていたところです。あれは**ひざ痛持ちの人にとって最高の運動**だと言ってもいいでしょう。水中では浮力によって体重の重みが3分の1になるので、ひざにかかる負担がグッと軽くなります。水の中なら、ひざの痛みを気にせず自由に足を動かせるんです。それに、水中で足腰の筋肉、関節、骨をトータルで動かすことになりますから、体の運動機能を維持していくのにたいへん好都合なんです。ぜひ、お姉さんもやってみるといいですよ」

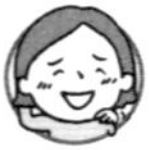

「そんなにいいなら、やってみようかしら……。水着を着てプールに入るのはちょっと面倒だったんですが、いったん入っちゃえば気持ちいいだろうし、運動不足解消だけじゃなくてストレス解消にもなりそうですよね」

そうか、こうやって考えていくと、ひざ痛持ちでもできる運動ってけっこうあるのね……。わたしもこのところ「ひざが痛い」ってことを言い訳にして、ろくに体を動かさずにきちゃったからなあ……。

でも、やっぱりそれじゃダメなのね。よし、明日からちょっとがんばってみるとしよう。

それに、このことは最近ずっと家にこもりっぱなしのお母さんにも言ってあげなくちゃ……。

「伸ばす」「ひねらない」がひざの寿命を長持ちさせるコツ

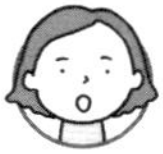
「さっき、わたしの母親のことをお話ししましたが、その母が『最近、ひざが痛くて正座ができなくなってきた』って言ってるんです。こういうふうになっていっちゃうのは、どうしようもないことなんですか？ わたしもいずれ母みたいに正座ができない状態になってしまうのでしょうか」

「いや、そんなことはありません。予防することは十分に可能です」

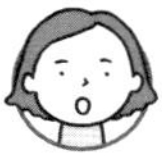
「どんなことをすればいいんですか？」

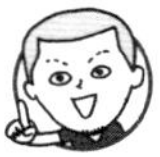
「ひざのストレッチですね。そもそも、ひざの関節って普段あまり使っていないとか

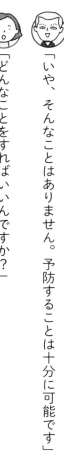

たくなっていっちゃうものなんですよ。専門的には『拘縮《こうしゅく》』って言うんですが、何もせずに放っているとどんどんかたくなって動きが悪くなり、曲げ伸ばしができにくくなっていく……。すると、正座のように深くひざを曲げる動きができなくなって、無理に曲げると軋《きし》むような痛みを訴えるようになっていくわけです。でも、早い段階からひざのストレッチを行なって関節をやわらかくキープしていけば、こういう状態に陥るのを防げるんですよ」

「じゃ、わたしのような中等症の段階からやれば防げるんですか？」

「もちろんです。ひざのストレッチは、ひざ関節の機能を長持ちさせていくのに欠かせません。変形性ひざ関節症を悪化させないためにも、ぜひとも中等症のうちから毎日の習慣にしてほしいところです」

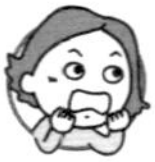

「毎日やります！　それで、どんなストレッチをやれば？」

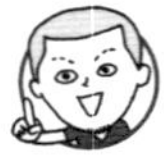

「簡単ですよ。要はひざの曲げ伸ばしです（P.121 図15）。ただ、どちらかというとひざを『曲げる』よりも『伸ばす』ほうを重点的に行なうようにしてください」

「ひざを『伸ばす』ほうをより意識して――」

「はい。ひざには『ひざを伸ばす筋肉』と『ひざを曲げる筋肉』とがあるんですが、『曲げる筋肉』のほうが圧倒的に強いんですね。逆から言えば、**『伸ばす筋肉』のほうが**弱りやすく、**『ひざを伸ばす機能』のほうが衰えやすい**。だから、しっかりひざを伸ばすストレッチを重点的に行なっていくといいんです。いちばんおすすめなのは**お風呂で湯船につかりながらのストレッチ**です。長いタイプのお風呂であれば足を伸ばせますよね。ゆっくり温まりながら、ひざを伸ばしたり曲げたりするのがいいんです。お風呂はたいてい毎日入りますから習慣にもしやすいし、普段は痛むひざも、体が温まっていると痛みを訴えにくくなりますから……」

「あの……ウチのお風呂、足を伸ばせない箱型のやつなんですが……」

「じゃあ、曲げるほうだけでもやってみてください。湯船の中で正座をするんです。毎日の習慣にすれば、それだけでもひざをやわらかく保つことにつながるはずです。正座がつらい人もお風呂の中ならラクにできることが多いので、お母さまにも教えてあげるといいですよ」

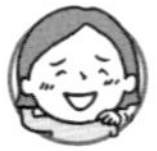

「はい、そうさせていただきます。すいません、お気遣いいただいて……。お風呂以外でもひざはよくストレッチするといいんですか？」

「そうですね。たとえば、イスやベンチなどに足のかかとをのせて足を伸ばし、ひざ小僧を両手でグッと押していくストレッチをするのもおすすめです。家で行なうのもいいですし、ウォーキングの途中に公園などで行なうのもいいかもしれませんね」

「このストレッチ、よくやっている人を見かけますね」

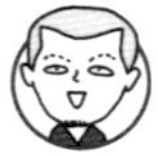

「このストレッチなら、いつでもどこでもできますから、気がついたらひざを伸ばすように習慣づけちゃうといいんですよ。とにかく、**よく伸ばす、よく曲げる——それがひざ関節をかたまらせることなく寿命を長持ちさせていくためのカギ**です」

「ひざの寿命かぁ……その寿命を長持ちさせるために、曲げ伸ばし以外に日常生活で気をつけておいたほうがいいことって何かありますか？」

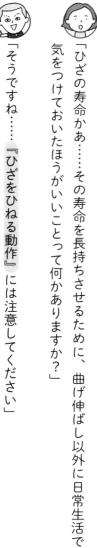

「そうですね……**『ひざをひねる動作』**には注意してください」

【図15】ひざの曲げ伸ばしストレッチを毎日の習慣に

お風呂でひざの曲げ伸ばし

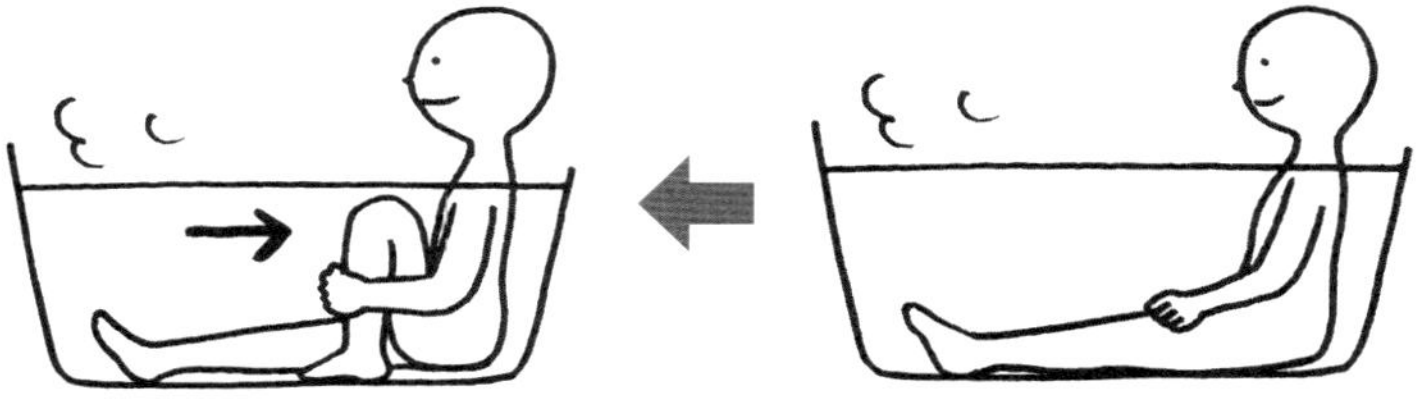

① お尻を浴槽の底に着けて、ひざをまっすぐ伸ばす。

② 次に手でひざを抱えながら、かかとがお尻に着くくらいまで十分に曲げる。①と②を左右とも何度も繰り返していく。

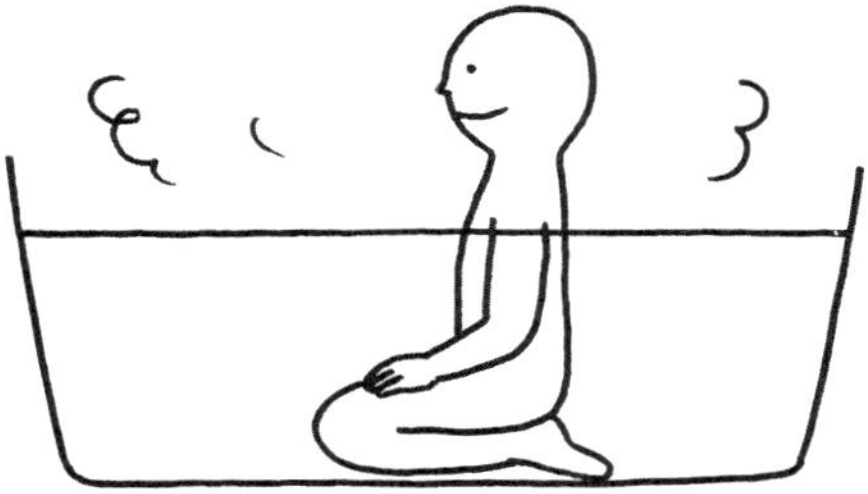

お風呂で正座

浴槽内で正座をする。普段ひざが痛くて正座ができない人も、お風呂で体が温まっていると痛みなくできる可能性が高い。

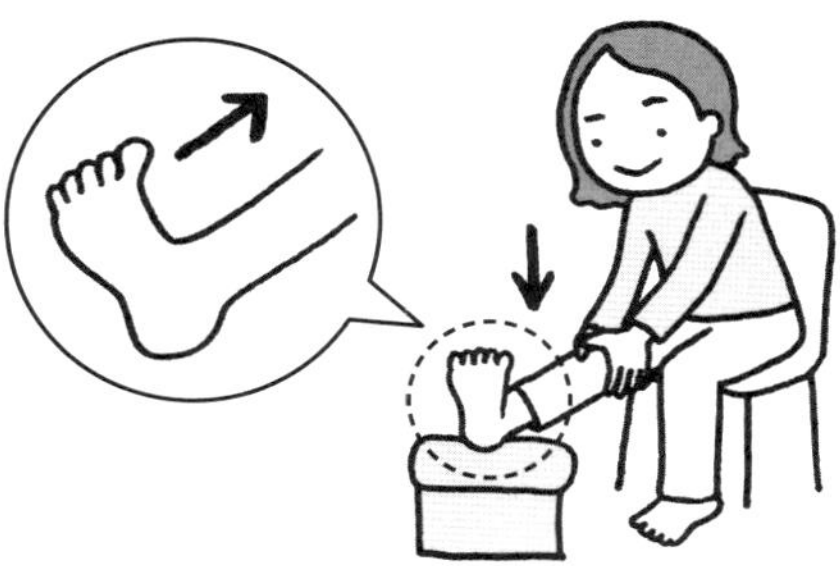

簡単！ ひざ伸ばし

足のかかとを低い台（イス、階段、ベンチ、縁石など）にのせ、ひざ小僧を両手で押して伸ばしていく。この際、つま先は体方向に反らして行なうといい。いつでもどこでも気づいたときに行なって、ひざを伸ばすのを習慣づけていくのがおすすめ。

「ひねる動作？」

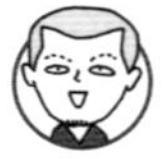

「ひざの関節って、構造的にひねる動作に弱いんですよ。たとえば、キッチンに立っているときに、足腰は前を向けたまま、上体だけをひねって後ろのものに手を伸ばしたりすることはありませんか？」

「あ、けっこうあるかも……」

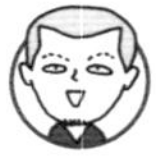

「ああいう動きをすると、ひざ関節に『ひねり』が加わってよくないんですよ。それと、気をつけていただきたいのは、床や畳に腰を下ろすときの座り方。じつは『あぐら』や『横座り』はひざ関節にひねりを加えながら座ることになるためよくないんです」

「えっ、そうなんですか!?　ウチは『床の生活』で、家族みんなあぐらや横座りでテレビを観てたりするんですが……。わたしもたいてい横座りです」

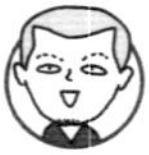

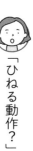

「あぐらや横座りでひざをひねっていると、半月板《はんげつばん》を痛めやすいんですよ。とりわけ変形性ひざ関節症で状態が悪くなっている人は痛めやすくなります……。まあ、生活

習慣をすぐに変えるのは難しいかもしれませんが、ひざの健康を考えるなら、ゆくゆくは『床の生活』から『イスの生活』へ切り替えていったほうがいいでしょうね」

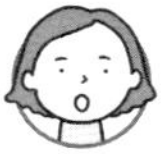
「そっかあ……ひざの寿命を長持ちさせるためですものね……。仕方ない、プチ・リフォームでも検討するか……」

「あと、日頃からひざを冷やさないことも大切ですね。冷えると自律神経が緊張してより痛みを拾い上げがちになるんです。だから寒いときには症状がひどく感じられることが多い。ひざは冷やさずに、いつも温めるように心がけてください」

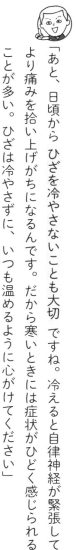

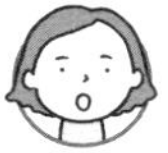
「あ、それは一時通ってた鍼灸院でも言われました。そういえば、冬の寒い日とか、てきめんに痛みが増すことがありますね」

「そうですね。私は、冬の寒い日の外出時は、ひざに温湿布を貼り、さらにその上に携帯用の使い捨てカイロを貼るのをおすすめしています。これだと、かなりポカポカになりますよ」

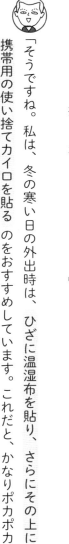

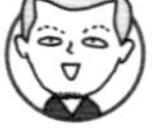

「ひざが痛いときに貼る湿布は温湿布のほうがいいんですか？」

「ああ、これ、迷う患者さんが多いんですよね。しょっちゅう質問されます。じつは、温湿布か冷湿布かは、患部の状態によって使い分けるのが正解なんですよ。ひざが腫れていたり熱を持っていたりするときは、温めないでください。そして、冷湿布といってもひんやり感じるだけのものが多いので、保冷剤などで冷やしてあげるといいでしょう。ただ、それ以外の慢性的な痛みのときは温湿布で患部を温めたほうがいいと心得てください」

「最近は温め効果があるサポーターも出ているみたいですね」

「はい。そういうのを利用していくのもいいですよ。サポーターにはひざの患部をしっかり締めて支えるタイプのものと、ひざの患部を温めるタイプのものがあります。もっとも、こうしたサポーターを使ってとてもラクになったという人もいれば、使ってもあまり効果が感じられなかったという人もいます。比率はだいたい半々くらいですかね。ただ、これもサプリメントと同じで、試してみる価値は十分あると思います」

先生に聞いて確認しておきたいことはまだたくさんある……。

でも、もうだいぶ時間も過ぎたし、そろそろ「根本的なこと」についてちゃんとアドバイスをもらっておくほうがいいかもしれないな……。そう思いながら、わたしは改めて先生に向き直った。

セカンドオピニオンを求めるつもりで接骨・整体・鍼灸を利用しよう

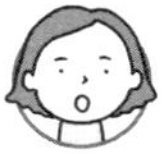

「あの……今日は先生にとてもたくさんの『ためになる話』を伺いました。『サプリメント』のことも『インソール』のことも『ダイエット』のことも『ひざを伸ばす』ことも、みんなわたしが知らなかったことばかりで……。今日お聞きしたことをこれからちゃんと実行すれば、きっとまったくやっていない人と比べてめちゃくちゃ大きな差がつくんだろうなあって、そう思いました。いまの中等症の段階でこういう予防やケアの話を聞けたわたしは、本当にラッキーですよね。……ただ、どうなんでしょう。今日先生に伺ったような予防やケアをバッチリやっていたとしても、変形性ひざ関節症の症状が進んでしまうということはあるのでしょうか」

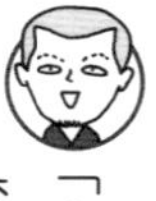

「……ないとは言えないですね。日々予防やケアをしっかりやっているからといって、変形性ひざ関節症ときれいさっぱりサヨナラできるとは限りません」

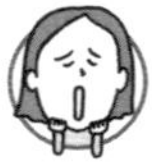

「やっぱり、そうなんだあ……」

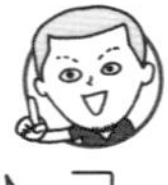

「でも、別に落胆することはありませんよ。弟さんにも申し上げたんですが、変形性ひざ関節症は、ひざの軟骨がすり減っていく病気です。軟骨は消耗品のようなもので加齢とともに減っていきますから回復することはありません。しかし、軟骨の摩耗が進んだからといって痛みが増すとは限らないんですよ。軟骨がかなり減ってしまっているのに、痛みが全然ないという人もいるんです。痛みなどの症状さえなければ、日々の生活を問題なく送ることができますよね」

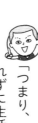

「はい……痛みさえなければ」

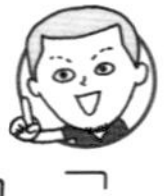

「つまり、今日お話ししたような予防やケアを行なっていけば、『ひざの痛みに悩まされずに生活できる可能性』を広げていくことができるんですよ！　ですから、私はいつもひざ痛の患者さんに対して『いまのうちからやるべきことをしっかりやって、そ

の可能性をできるだけ広げていきましょう』と言っているんです」

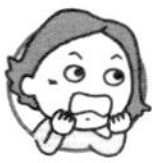

「それって、たとえば『今後痛みに悩まされずに済む可能性』がいま半々の50%だとしたら、これから予防やケアをしっかり行なえば、その可能性を60%、70%、80%へと引き上げていくことができるってことですか？」

「そう考えていただいて結構です」

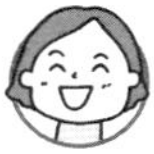

「なるほど。そう考えると俄然やる気が湧いてきますね。いまのうちからできるだけのことをやって『痛みに悩まされない生活』をゲットしてやろうという気になってきます」

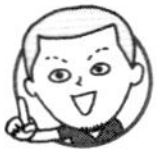

「そうです。その意気です。まあ、やれるだけのことをやっていても、今後痛みに見舞われることがあるかもしれません。でも、たとえそうなったとしても、その場しのぎで痛みを取り除いていく対症療法はたくさんあります。ヒアルロン酸注射が効かなくても、他の方法なら痛みがとれるかもしれません。整体、接骨、鍼灸、漢方――そういった方法を試してみても結構です。こういった施術も活用しながら、『日々の生

活の中で痛みに煩《わずら》わされる時間』を減らしていくようにしてはどうでしょうか」

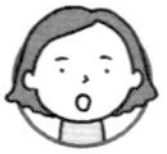

「弟に聞きました。先生は整体や接骨、鍼灸の方々とも連携して治療してるんですよね」

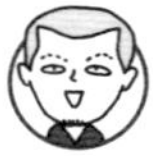

「ええ。必要なら紹介もします。接骨・整体・鍼灸などの先生は『血流をよくする』とか『こりやハリをとって筋肉をほぐす』とか、整形外科とはまったく違うアプローチで痛みをとっていくことが多いんです。整形外科ではどうにもならなかった痛みなどの症状が、これらの施術によって改善するというケースもたくさんあります」

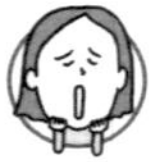

「わたしは、鍼灸はいまひとつ合わなかったみたいで……」

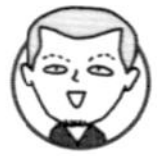

「そうですよね。でも、そういうことは全然めずらしくないんです。接骨・整体・鍼灸の先生方はそれぞれがオリジナルの施術方法を持っています。本当に十人十色で、どの方法が自分に合ってどの方法が自分に合わないのかは実際に受けてみないとわからないんです。鍼灸にしても、お姉さんが受けたAという鍼灸師さんの方法は合わなくても、Bという鍼灸師さんの方法なら合うかもしれない。ですから、『ダメなら次』

『ダメなら次』『よければ続ける』っていう感じでどんどん受けてみるといいですよ」

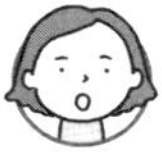

「すぐに行かなくなるのは、先方に悪くないですか？」

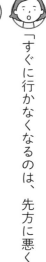

「遠慮することはありません。セカンドオピニオン、サードオピニオンを求めるようなつもりで堂々と治療院巡りをすればいいんですよ。ただ、その場合、2か月を目安にしてください。2か月間通ってひざの調子がどう変化するかを見て、2か月過ぎてもダメなら次を探すようにすることをおすすめします」

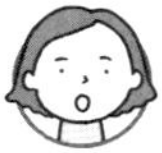

「セカンドオピニオン、サードオピニオンですか。そう考えるとちょっと気持ちもラクになります。……いま思ったんですけど、この中等症の時期って、いろんなところを回って、いろいろな療法を試して、試行錯誤を重ねていくことも大事なのかもしれませんね。若い男性と女性がいろんな相手とつき合ってフッたりフラれたりしながら、自分と相性がぴったりのパートナーを見つけていくみたいに……」

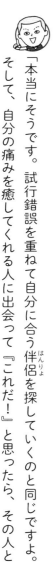

「本当にそうです。試行錯誤を重ねて自分に合う伴侶《はんりょ》を探していくのと同じですよ。そして、自分の痛みを癒してくれる人に出会って『これだ！』と思ったら、その人と

ずっとつき合っていけばいいんです」

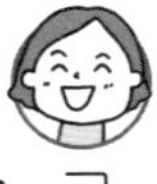

「よし、じゃあわたしも、がんばっていいお相手を見つけなきゃ。いい相手に恵まれれば、痛みに悩まされない『安定した幸せな生活』を手に入れられるかもしれないんですものね」

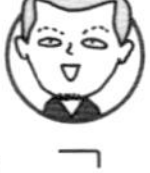

「そうですね……ただ、お姉さん、そこにちょっとだけつけ加えておくと、じつは『これでもうあれこれ試行錯誤しなくても済む』という状態にできる選択肢もあるんですよ」

「えっ、何ですかそれ、他にもまだ治療法があるんですか？」

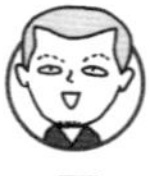

「はい。それは『手術』という選択肢です」

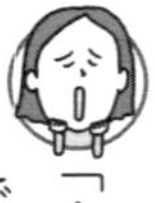

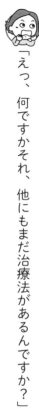

「……わっ、手術か。そっか……。すいません、手術については全然考えていませんでした。うわー、どうしよ……。あの、先生を前にして失礼かもしれませんが、わたし、できれば手術は避けたいと思っていたのですが……」

「ハハハ、何もそんなに怖がらなくても……。それに、お姉さんの場合、別にいますぐ手術が必要というわけではありません」

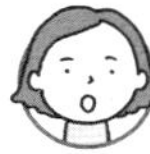

「はあ、そうですか……。少し安心しました。でも、この話が出たということは、中等症のわたしでも、そろそろ手術という選択肢を頭に入れて考えておいたほうがいいんですか？」

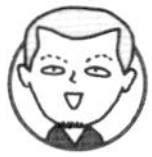

「いや、中等症の方の場合、いま現在、痛みなどの症状でかなりお困りでなければ、手術はまだ考えなくてもいいです。ただ……」

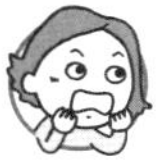

「ただ……!?」

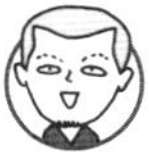

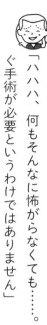

「可能性は低いと思いますが、試行錯誤しながらいろいろな療法を試したけれど、残念ながら痛みがとれないというケースも出てくるかもしれません。そういう場合に、痛みを抱えたままガマンして日々の生活の質を落としてしまうようなことは、私はできるだけしてほしくないんです。だから、この先、もしそういう状況に陥った場合の対処法として手術という選択肢もあることを心に留めておいてほしいんですよ」

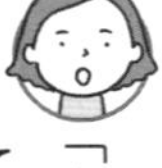

「さっきも先生おっしゃってましたよね。ひざの痛みのために生活や人生を犠牲にしてほしくないと――。そうやってずっと痛みに苦しめられているくらいなら、早めに手術をしたほうがいいと……」

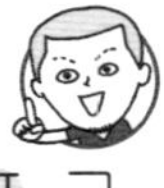

「そう、まさにそうなんです。それに、手術をすれば、『今後痛みに悩まされずに済む可能性』をグンと引き上げることが可能なんです。先ほど、予防やケアをしっかり行なえば『痛みに悩まされずに済む可能性』を70％、80％に引き上げられるという話が出ましたが、私は手術をすればそれを１００％に引き上げることも可能だと考えています」

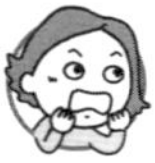

「１００％……。すごいですね」

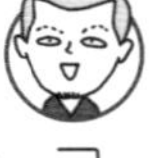

「まあ、どの患者さんもひざの手術をするのは怖いみたいで『手術だけはしたくない』っておっしゃるんですけどね……」

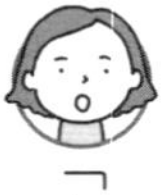

「たしかに……わたしの母もそう言ってました……」

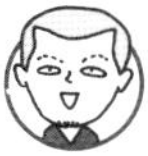

「でも、手術という選択肢も考慮に入れれば、変形性ひざ関節症の痛みを克服していくことが十分に可能なんです。痛みがなくなれば、行きたいところにも行けるし、自分がやりたいことをガマンする必要もない。何もあきらめなくていいし、何も犠牲にしなくていい……。そういう状態にまで持っていくことができるんですよ。……手術の話、もう少しくわしくお聞かせしましょうか？」

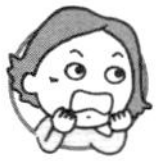

「ちょ、ちょっとお待ちを……あの、先生、この手術のお話、もちろんわたしもお聞きしたいのですが、この話をもっと必要としている者がおりまして……。この手術の話をわたしの母親に聞かせてやりたいんですよ」

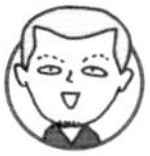

「ああ、たしかに……お母さまのほうがより必要なお立場かもしれませんね」

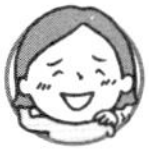

「はあ。じつはウチの母、最近ひざの痛みのせいであまり外に出なくなって、家にこもりがちなんですよ。そのせいでかなり足腰も弱ってきたみたいで……。あのう……身勝手なお願いで非常に恐縮なんですが、今度ウチの母をここに連れてきますんで、手術の話、母と一緒に改めてお聞かせいただくわけにはいきませんか？」

「もちろん、私は構いませんよ」

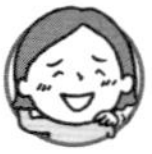

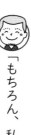

「うわぁ、ありがとうございます！　なんかすいません、弟からはじまって家族こぞってお世話になるみたいで……。先生、わたしたちのことを『ずうずうしい家族だな』なんて思ってらっしゃいませんか？」

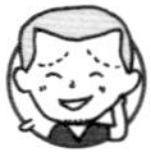

「そ、そんなことないですよ……」

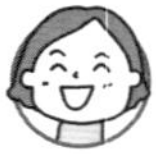

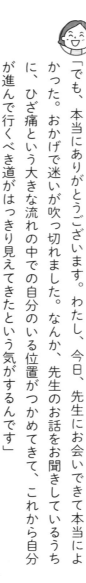

「でも、本当にありがとうございます。わたし、今日、先生にお会いできて本当によかった。おかげで迷いが吹っ切れました。なんか、先生のお話をお聞きしているうちに、ひざ痛という大きな流れの中での自分のいる位置がつかめてきて、これから自分が進んで行くべき道がはっきり見えてきたという気がするんです」

「それはよかった。お母さまにお会いするのも楽しみです」

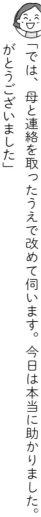

「では、母と連絡を取ったうえで改めて伺います。今日は本当に助かりました。ありがとうございました」

わたしは外に出ると、空を見上げ、大きく2回、深呼吸をした。

今日はいろいろな話を聞けて、本当によかった……。これは先生を紹介してくれた弟君にも感謝しなくちゃいけないわね。それにしても〝つい話の流れでお母さんのことまでお願いしちゃったけど、あの人最近かなり頑固になってるから、もしかしたら来るのを嫌がるかもしれないなあ……〟――そんな不安が頭をよぎった。

でも、あの先生ならきっと母の心を動かしてくれる気がする。何としてもわたしが説得して連れてくることにしよう。

〝あら、こんなところに公園があったのね〟――わたしはその公園のベンチに座ると、バッグからスマホを取り出し、母親が一人暮らしをしている家に電話をかけた。

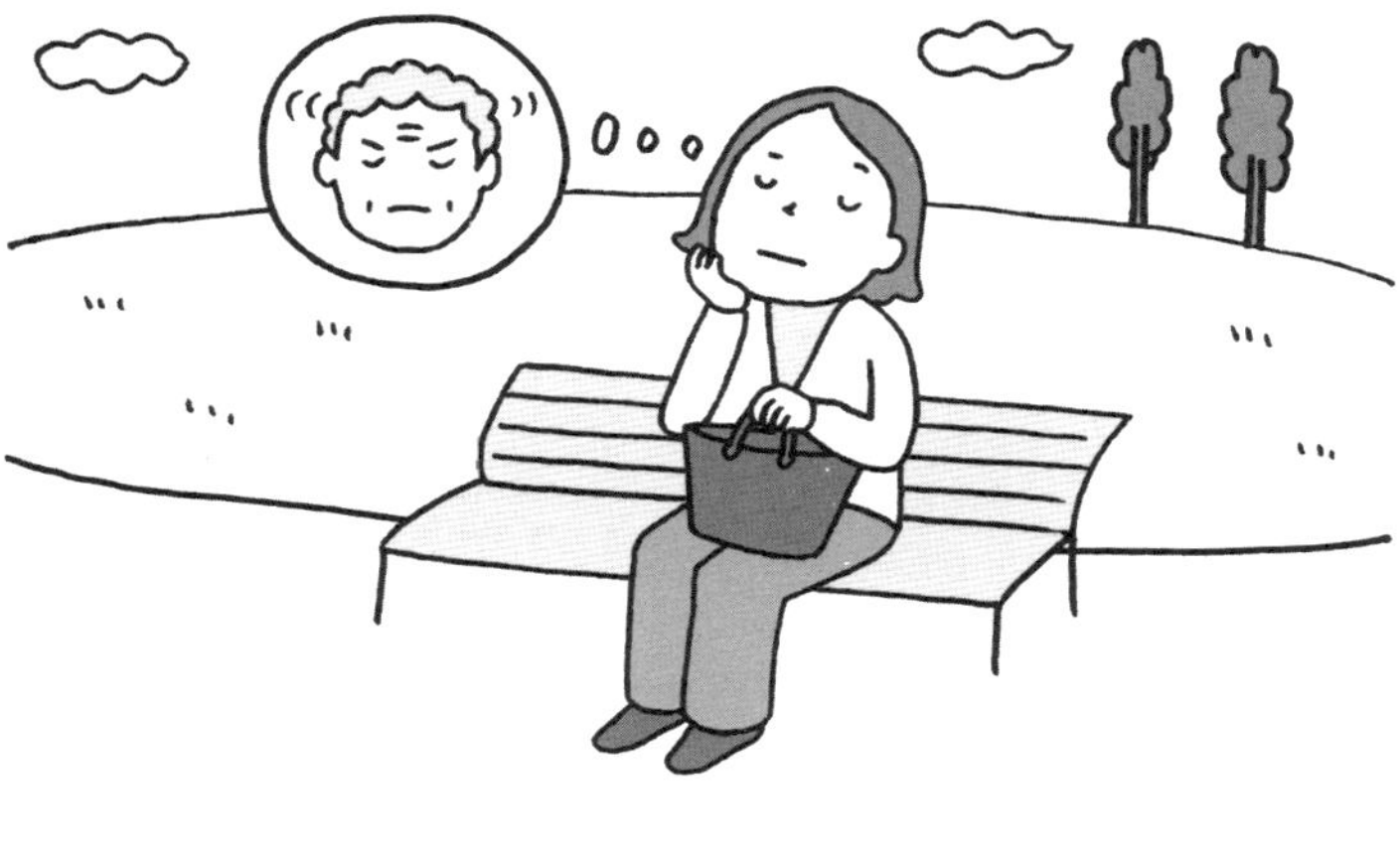

ひざに負担をかけない5つのルール

変形性ひざ関節症は、体重がグッとかかったときに痛むのが最大の特徴です。だから、日々の生活でひざに体重をかけないように心がけることがとても大切。ここで、ひざに負担をかけないための「ちょっとした心がけ」を紹介しておきましょう。

①ジャンプをしない

ジャンプをして着地するときには、体重の6倍以上の重みがひざにかかると言われています。ジャンプは「ひざ痛持ちがいちばんやってはいけない動作」だと覚えておきましょう。

②階段はなるべく避ける

階段の上り下りは繰り返しひざに負担をかけることになります。とくに下りはひざに体重の3.5倍もの負荷がかかるとされます。なるべく避けて、エスカレーターやエレベーターを利用しましょう。

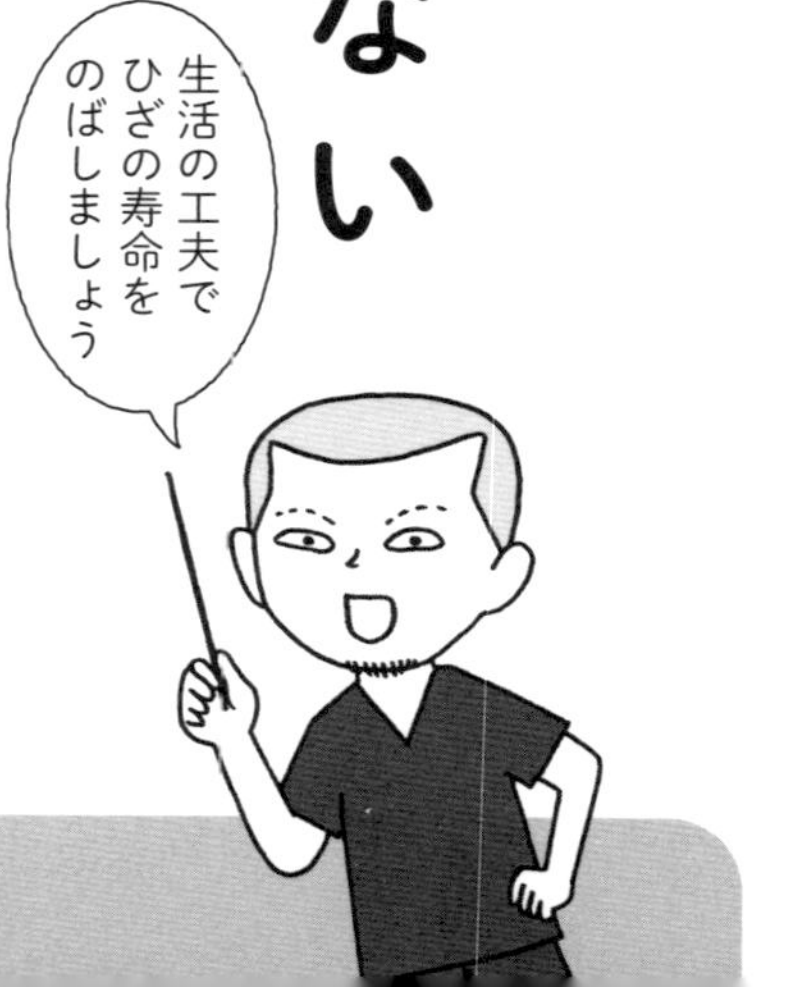

ひざ関節には想像以上の負荷がかかっている！

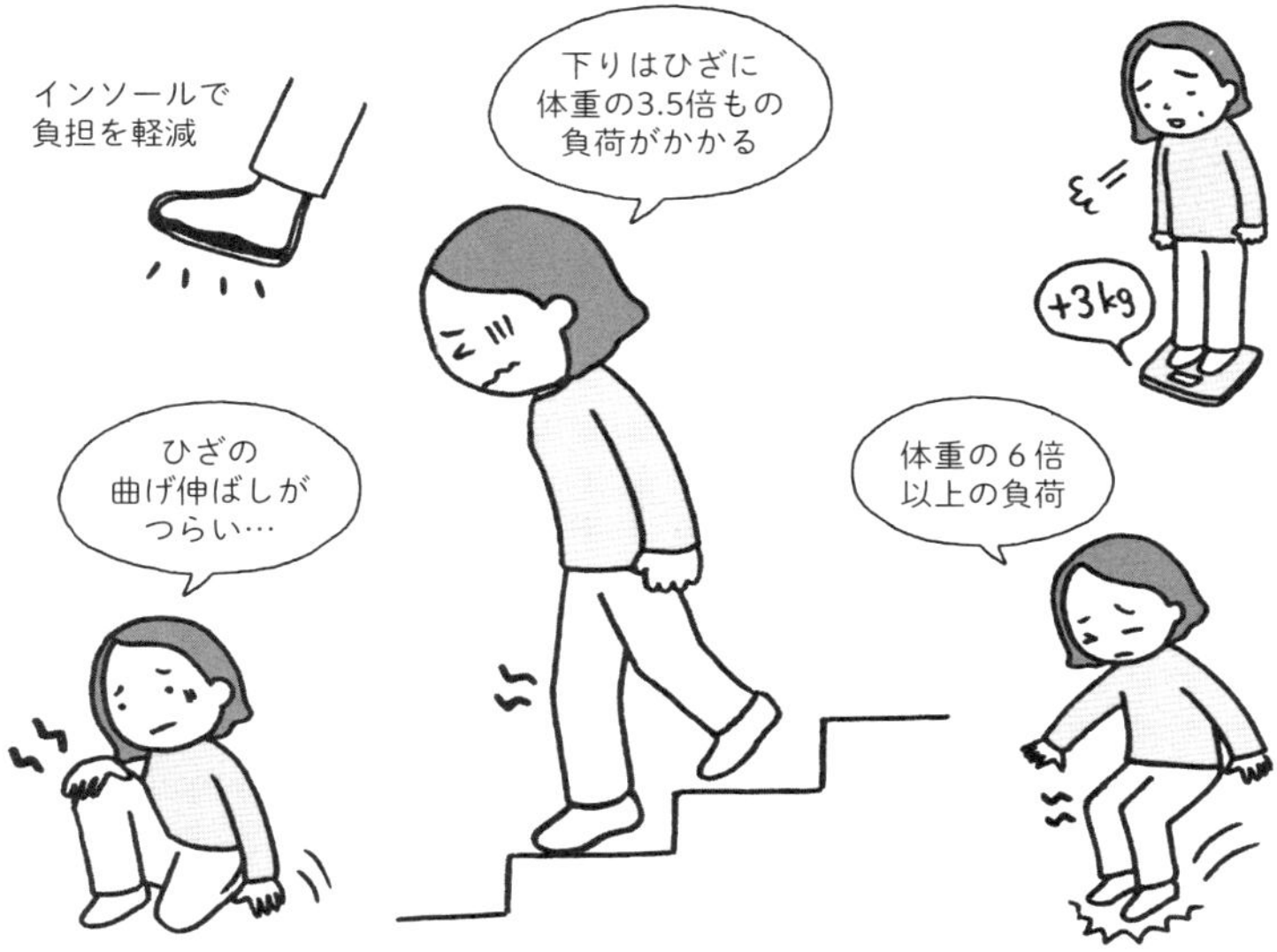
インソールで
負担を軽減
下りはひざに
体重の3.5倍もの
負荷がかかる
+3kg
ひざの
曲げ伸ばしが
つらい…
体重の６倍
以上の負荷

③インソールはマスト

足の外側を高くしたインソール（足底板）は、着用するだけでひざの負担軽減につながります。ひざ痛持ちにはマストアイテムだと思ってください。

④イスの生活に切り替える

「床の生活」だとどうしてもしゃがんだり立ち上がったりする度にひざに負担をかけることになってしまいます。ひざの曲げ伸ばしがつらい人の場合、病状悪化につながりかねません。なるべく「イスの生活」に移行しましょう。

⑤体重を減らす

ひざの負担を考えれば、体重は少ないに越したことはありません。そんなに無理してがんばる必要はありませんが、できる範囲でかしこくダイエットを。

PART 2 中等症期のまとめ

1 ヒアルロン酸注射は「効く人」と「効かない人」の差が大きい。「無限ループ」にハマらないように気をつけよう。

2 グルコサミンにはひざ痛の炎症を抑える効果が期待できる。ただし、1か月続けてみて効かないならやめたほうがいい。

3 O脚を放っていると変形性ひざ関節症が進んでしまう。「足の外側を高くしたインソール」で早め早めに予防を。

4 ダイエットをするなら、糖質の摂取を少なめにして、空腹時間をたっぷりとるのがおすすめ。6kgやせれば、ひざの痛みへの軽減効果が得られる。

5 ひざの寿命を長持ちさせるには、普段から「伸ばす」「ひねらない」「冷やさない」を習慣づけることが大切。

PART

3

重症期

ひざ痛がつらい…
でも、手術は
絶対に嫌なんです！
何とかしてください…

「あ、もしもしお母さん？　あたし」

「あら、どうしたの？」

「うん、ちょっと相談があんのよ。あたしさぁ、今日弟君の紹介で整形外科のひざ痛の先生に会ってきたの。そしたら、すっごくいい先生でさ……。ね、今度お母さんも行かない？あたしも一緒に行くからさ」

「ひざ痛の先生？　うーん……わたしはあまり気が進まないねぇ」

「どうしてよ。いつも会うたびに『ひざが痛い、痛い』って言ってるじゃない」

「だってあんた、わたしはもう何十年もひざ痛とつき合ってんのよ。鍼灸も、接骨も、マッサージも、いろいろ試してきた……それでもなーんにも変わらなかったんだから……」

「でも、今度の先生は違うって……。ホントいい先生なんだから行かないとソンするよ」

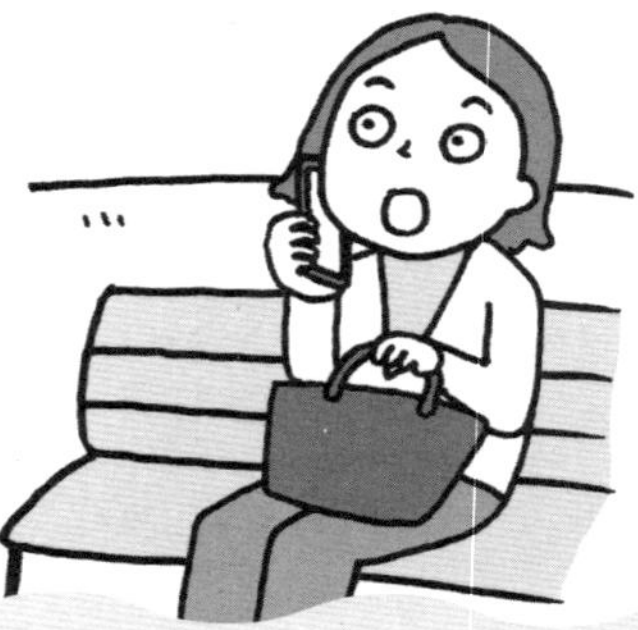

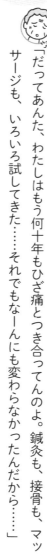

「整形外科の先生なんでしょ。そんなの手術を勧められるに決まってるじゃない。言っときますけど、わたしは手術だけは絶対に嫌ですからね！」

「まあ、手術の話はするかもしれないけど……。お願い、話だけでも聞いてよ」

「イ・ヤ・で・す！」

「もう、そんな子どもみたいにゴネないでよ。じゃあ、こうしない？ その先生の話を聞きに行ったら、その帰りに歌舞伎見に行こうよ。かなり久しぶりでしょ、歌舞伎見るの」

「また、そんな親をエサで釣るようなことを……。でも、まあいいわ、あんたがそこまで言うなら行ってもいいわよ。ただし、話を聞くだけですからね。手術は嫌よ」

「わかったわよ。じゃ日程を決めてまた連絡するから。じゃあね」

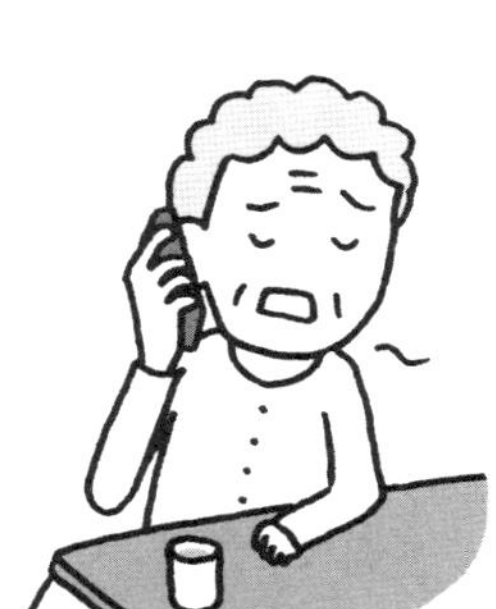

もう歳ですし、ひざ痛とつき合っていくしかないのでしょうか？

「顔は怖いけれど、やさしい先生だからね」――。

娘はそう耳元でささやいてきたけれど、わたしはそれに「ふうん、そうなの」と関心なさそうに答えただけだった。

今日の外出はもともと気乗りがしなかった。娘がしつこく言うから出てきたけれど、わたしはもうひざのことなんて半分あきらめてるんだから……。

もちろんひざは痛いしつらい。そのせいで最近は近くのスーパーに買い物に行くのさえ億劫になってきた……。だけど、もう歳だから仕方ないことなのよ……。

娘と息子が心配しているのもわかってる。ふたりともわたしの足腰が衰えて寝たきりになっちゃうんじゃないかって心配してるのよね。でも、しょうがないじゃない……人間歳をとれば誰だって衰えるんだから。みんなこうやって少しずつ体が衰えていくものなのよ……。

そんなことを考えていたら名前を呼ばれた。娘に促されながら診察室に入ると、そこには想像した以上に怖い顔をした先生が笑みを浮かべて座っていた。

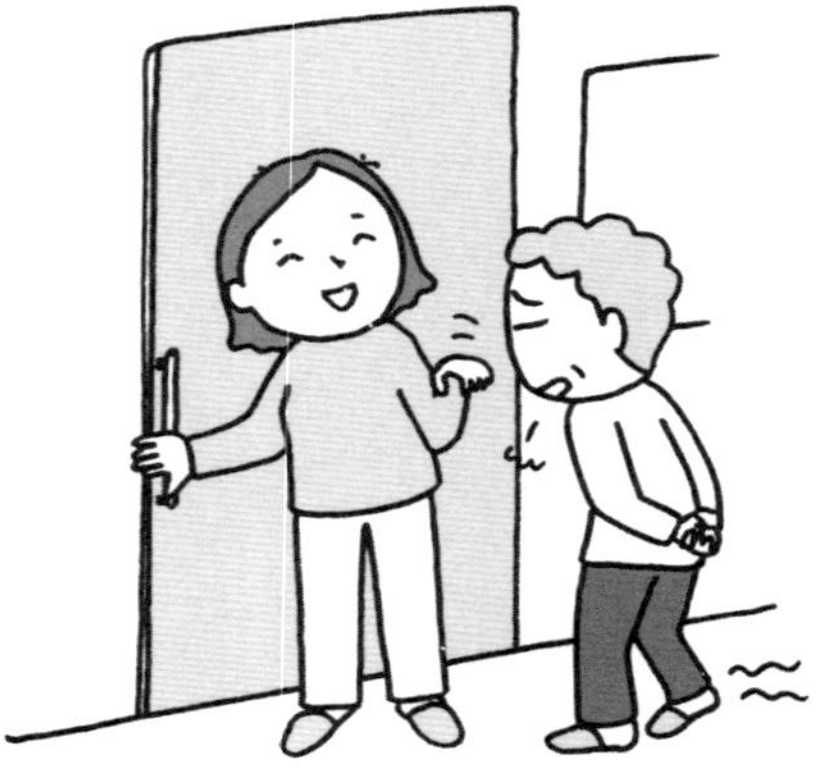

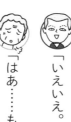

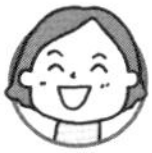
「先生、先日はありがとうございました。今日もよろしくお願いします」

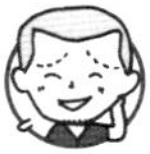
「どうぞお手柔らかに……こちらはお母さまですね」

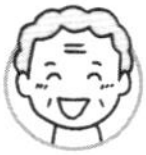
「はじめまして。なんだか、娘と息子がたいへんお世話になっているそうで……。それに今日は母親のわたしまで……。お忙しいのにお手数をかけてすみません」

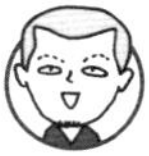
「いえいえ。お母さまもひざの痛みで苦労されているそうで……」

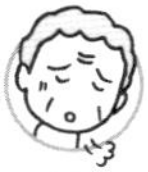
「はあ……もうひざ痛とはだいぶ長いつき合いなんです」

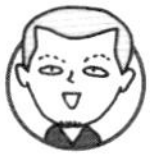
「そのようですね。さっきレントゲンを撮らせていただきましたが、その画像を見るとだいぶ軟骨がすり減ってしまっているのが確認できます。変形性ひざ関節症も重症の段階にさしかかってきているようです」

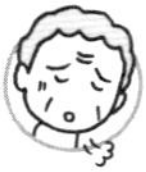
「そうでしょうねえ……だけど、もう重症と聞いてもあまり驚きません。なにしろ、立ち上がるときとか階段の上り下りとかしょっちゅう痛くて困ってるんです。歩いて

いても痛くなってくるんで、最近は外へ出歩くのも億劫でして……。ただ、これまで痛みをなんとかしようといろいろ試してきたんですが、ほとんど効果もなくて……。もう82歳ですし、このまま痛みとつき合っていくしかないんでしょうか」

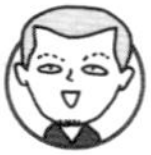

「歳のせいにしてはいけません。それに、痛みとつき合う必要なんてありませんよ。もっと言えば、**痛みをガマンしちゃダメなんです**」

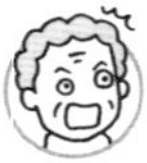

「ガマンしちゃダメなんですか?」

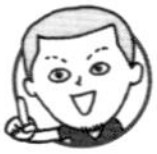

「ええ、ダメです。けっこう『この痛みを乗り越えたら、きっといいことがある』とか『このつらい時期をがんばっておけば、その先に光明が見える』とかと考えて、痛みをガマンしてしまう人が多いんですが、ガマンしていても状態が悪くなるだけで何にもなりません」

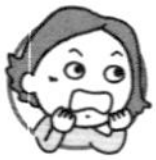

「横から口出ししてすいません。先生、母はまさにそういう古いタイプなんです。ひざの痛みに耐えることを何かの美談みたいに思ってて、これを耐え抜けばきっといいことがあるみたいに思ってるんですよ」

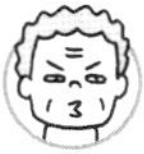

「あんたは黙ってて！」

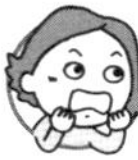

「だってそうじゃない。グルコサミンだっていっこうに効かないのに『飲み続けていればきっといいことある』みたいに思って飲み続けているんでしょ」

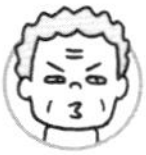

「飲んでれば少しはマシかもしれないじゃないの」

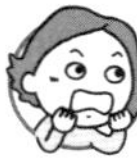

「あたし、この前先生にお聞きしたのよ。サプリメントは効く人もいるけど、1か月試して効果がなければもうやめたほうがいいんだって」

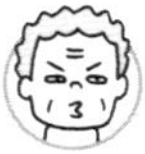

「……」

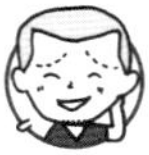

「まあまあ、おふたりとも……何もここで言い争わなくてもいいじゃありませんか。とにかく、ひざの痛みをガマンしているのはよくないんです。とくに、お母さまのようなお歳でひざ痛が重症段階にさしかかっているとなると、痛いのにその痛みを無理して耐えようとするのはよくありません」

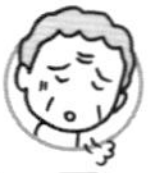

「じゃあ、いったいどうすれば……。あの、申し上げにくいんですが、いつかこの話になるでしょうから、あらかじめ先に言っておきますけど、わたし、なるべくひざの手術はしたくないんです……」

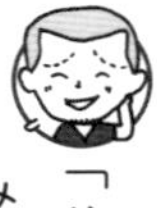

「ハハハ、そうでしょうね。手術をしたいといってここに来る人はほとんどいません。みなさんひざの手術は『怖い』というイメージがあるみたいで……。じゃあ、私もあらかじめ先に言っておきますが、私はお母さまに手術をすることを決して強制はしません。ただ、何もせずにこのままでいるとどういう状態になるか、それと、これから先、ひざ痛の悪化を防ぐにはどういう選択肢があるのかということをちゃんと知っておいてほしいんです」

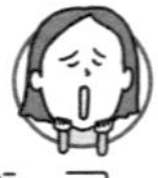

「すいません、せっかく話を伺いに来たというのに……。もう、お母さんったら、手術は嫌なんて言って……」

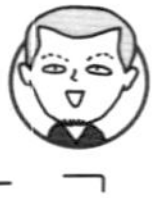

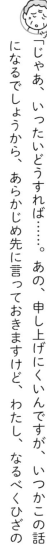

「いや、全然お気になさることはありません。お母さまのような方は非常に多いんです。10人患者さんがいれば、10人とも『手術は嫌』とおっしゃいます。私は『ひざ手術拒否症候群』って呼んでいるんですけどね……」

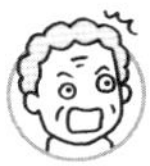

「手術拒否症候群ですか……。やはり、わたしと同じように『手術だけは受けたくない』という人が多いんですね」

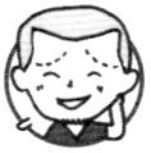

「もうそういう方ばかりで……。ひざが専門の整形外科医としてはけっこう困ったことなんですが、たぶん、みなさんひざの手術に対して『怖い↓不安↓絶対に嫌』という固定観念ができてしまってるんでしょうね……。ハハハ、これじゃほんとに商売上がったりですよ」

笑いながら明るく話す先生の様子を見て、わたしは内心ほっとしていた。正直、「手術は嫌」なんて言ったら怒られるんじゃないかと心配していたのだ。

でも、怖い顔はしているけれどフランクな先生でよかった……。だけど、さすがに少し先生に対して失礼だったかしら……。

娘は隣で困り果てたような表情をしているけれど、嫌なものは嫌なんだからしょうがないじゃない——。わたしはそんな考えを巡らせながら、先生の次の言葉を待った。

「ひざ痛から寝たきりへの悪い流れ」を断ち切る手段って何？

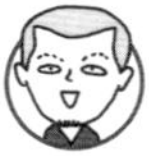

「お母さまはこれまでひざ痛を治すためにいろいろな療法を試してらっしゃったんですよね」

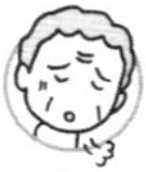

「ええ、いろいろ試しました。ヒアルロン酸注射もやったし、鍼灸院や接骨院に通ったこともあるし、ツボマッサージをやったこともあります。あと、さっき話に出たグルコサミンも飲んでます。ただ、どれも一時的にマシになることはあっても、ちゃんと痛みがとれることはなくて、いろいろやってるうちにずるずるとここまで来てしまった感じです。もう気がついたらこんな歳になっちゃって……」

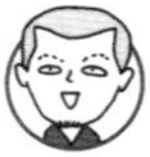

「なるほど……いま、ひざの痛み以外に、心配なことはありますか？」

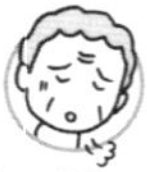

「この歳になればいろいろあります。血圧や血糖値も少し高めですし、ひざの痛みほどではありませんが、肩や腰が痛むこともあります。やっぱり、このまま体が衰えていったらわたしはどうなっちゃうんだろうという心配はありますねえ」

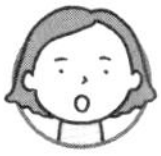

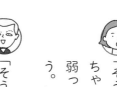

「そうよ。いちばん心配なのはそこよ。最近お母さん、すっかり家にこもるようになっちゃったじゃない……。ひざが痛いからって外に出歩かなくなって、このまま足腰が弱っちゃったら、だんだん思うように歩けなくなっていくのが目に見えてるでしょう。ね、先生、いまのままじゃかなりマズイですよね」

「そうですね。たしかにひざが痛いからという理由で歩かずにいると、『歩行機能』が落ちていってしまいます（P.150 図16）。先日お姉さんにはご説明しましたよね。これに関節は使わずにいると『拘縮《こうしゅく》』が進んでかたくなっていってしまうんです。これによって関節可動域が低下してひざの動きが悪くなっていってしまうんですよ。それにもちろんろくに歩かずにいれば、日に日に筋肉量や筋力も落ちていきます。とくに高齢の方の場合、筋肉が落ちるスピードが速いので、ちょっと見ないうちにびっくりするくらい運動機能の低下が進んでしまうことが少なくありません」

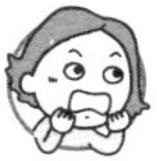

「ほら、お母さん、いまいちばん対策を考えなきゃいけないのはそこなのよ。先生、やっぱり家にこもらずに、できるだけ外へ出て歩いたほうがいいんですか？」

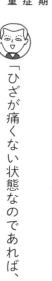

「ひざが痛くない状態なのであれば、積極的に歩くことをおすすめします。ただ、お

【図16】ひざ痛で足腰を弱らせてしまう悪い流れ

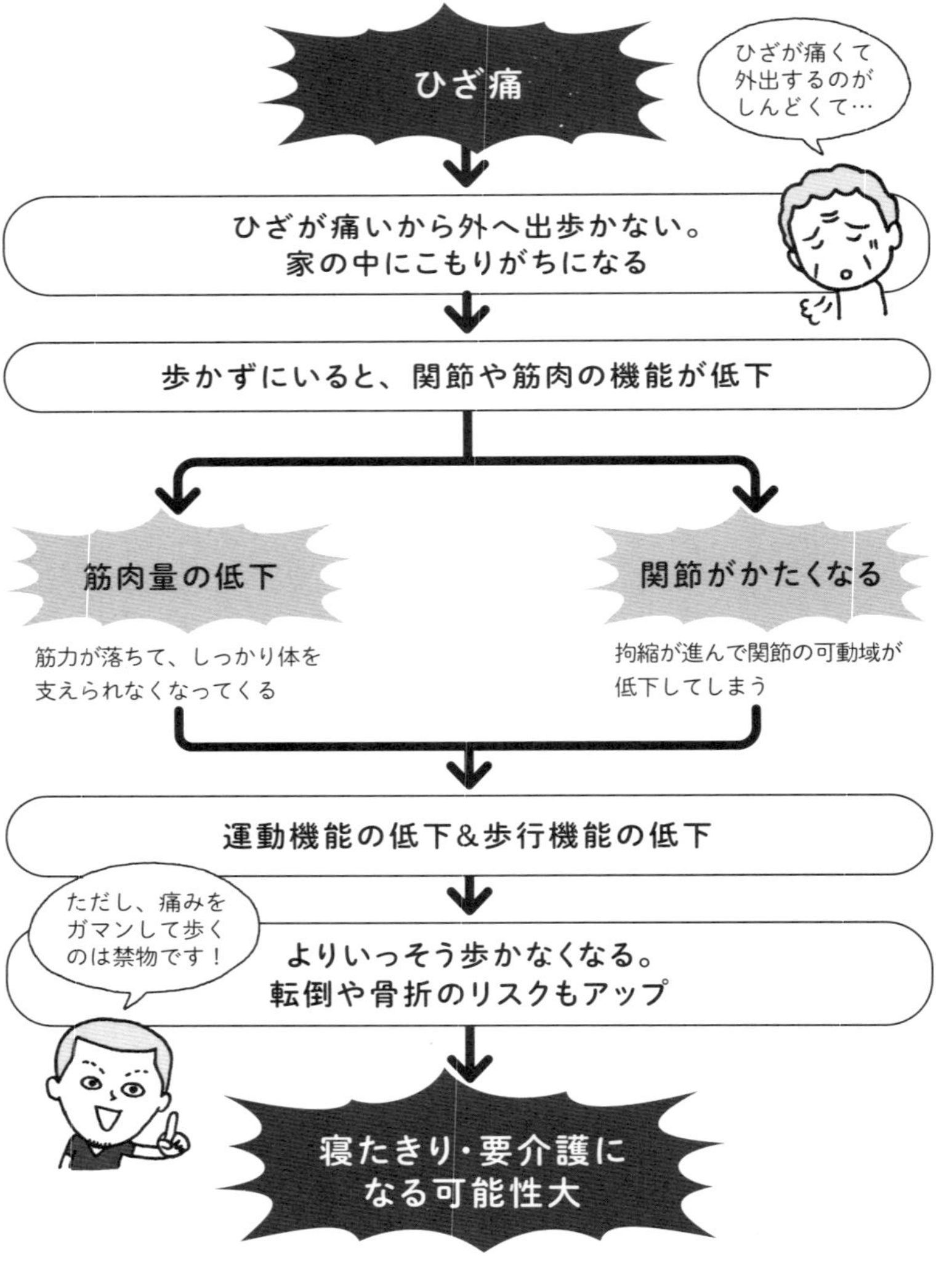

母さまの場合、歩くだけでも痛みを感じることが多いんですよね」

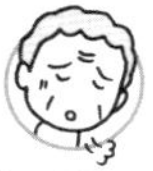

「痛いことが多いです。そのせいで、近所のスーパーへ歩いて買い物に行くのさえも嫌になってきちゃって……」

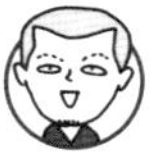

「だとすれば、私は無理に歩こうとしないほうがいいと思います。変形性ひざ関節症は、基本的に痛みをガマンして歩くと悪化してしまうことが多いんです」

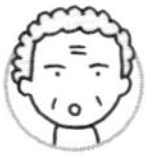

「無理して歩かないほうがいいんですか？ わたしは多少痛くても、少しくらいガマンして歩いたほうがいいのかなと思っていたんですが……」

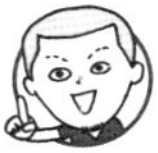

「ガマンしながら無理して歩いていると、よけいに悪くしちゃう場合が少なくないんですよ。先ほども申し上げたように、痛みをガマンするのは禁物なんです。とくに、高齢のひざ痛持ちの方々は『歩かずにいると筋肉が落ちて足腰が弱ってしまう』ということをみなさん非常によく分かっています。だから、寝たきりになりたくないという一心で、痛みをガマンして無理して歩いてしまうことが多い。だけど、その痛みをガマンしてのがんばりが裏目に出ちゃうケースもけっこうあるんです」

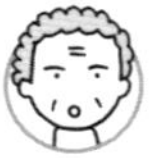

「じゃあ、いったいどうしたら……。痛いから外に出歩かない。で、歩かないでいると関節や筋肉が衰えちゃうんですよね。でも、そういうときに無理して歩かないほうがいいとなったら、よりいっそう足腰が弱ることになっちゃいませんか？」

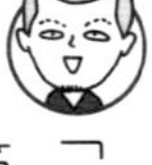

「そうなんですよねえ……。ここで何とかしておかないと、『痛い↓歩かない↓関節や筋肉が弱る↓歩けなくなっていく』という悪循環にハマっていってしまうことが多いんです。ただ、この悪循環サイクルを断ち切る方法がひとつだけあるんです。じつは、それこそがひざの人工関節手術なんですが……」

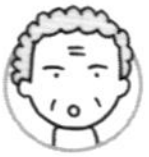

「……手術をすれば、その悪循環をすっぱり断ち切ることができるんですか？」

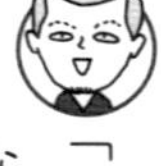

「はい。人工関節手術をすればひざの痛みにはもう悩まされなくなりますし、痛みがなければどこへでも自由に歩けるようになります。そうすれば、筋肉や関節の機能が落ちることもありません。つまり、痛みをとることが悪循環をすっぱりと断ち切ることにつながるんですよ」

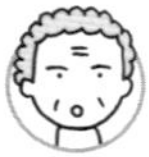

「……」

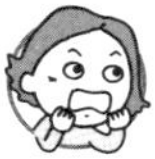

「あの、その手術をすれば、いままでずっと悩まされてきたひざの痛みがきれいにとれちゃうんですか？」

「はい。きれいさっぱりと」

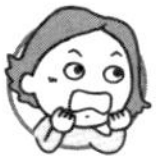

「それに、手術をすれば、歩けなくなったり寝たきりになったりするリスクをグッと減らせるんですね」

「そうですね。当然そういうことにつながっていくと思います」

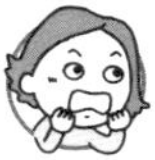

「ちょっとお母さん、いままでずっと『手術は嫌』『手術は嫌』って言ってきたけど、長年悩まされてきた痛みがそれでなくなるのよ。しかも、それによって寝たきりにならずに済むのよ。それならば検討してみてもいいんじゃない？」

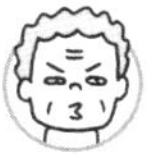

「……あんたはちょっと黙ってて……これはわたしの問題なんだから。先生、仮にわたしが『手術をしない』という選択をしたとしますよね。その場合、わたしのように『あまり歩かない、歩けない』という状態のまま筋肉や関節が衰えないようにキープ

していく方法って他にないのですか？」

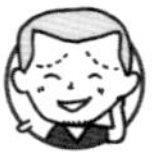

「まあ、あるにはあるんですが……」

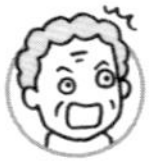

「じゃあ、ぜひそれを教えてください」

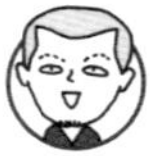

「ごくごく簡単な筋トレです。筋トレというと激しく力を込める運動をイメージするかもしれませんが、これは違います。寝た姿勢で足を上げたり下げたりして体を支える筋肉を刺激していくんです。ひざ関節にはほとんど負担がかからないので、歩くのも手術をするのもＮＧという方の運動機能キープの手段としてはおすすめです」

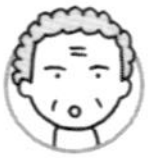

「具体的にどんな動きをするんですか？」

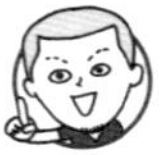

「では、『仰向け足上げ体操』（P.１５６ 図17）と『横向き足上げ体操』（P.１５７ 図18）のふたつをご紹介しましょう。ふたつとも、仰向け、横向きの姿勢で横になって、足を素早く上げ下げしていくんです。寝た姿勢で行なうものなので、朝の起床後と夜の就寝前の習慣にしてしまうのがおすすめです。やるのは1～2分でも構いません。

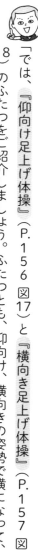

たったこれだけでも、習慣にするのとしないのとでは、足腰の丈夫さにけっこう違いが出てくると思いますよ」

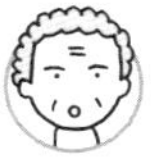

「なるほど……。これならひざが痛くてもできそうです。歩かなくても筋肉や関節をキープしていけるハウツーは他にもあるんですか？」

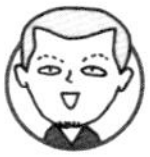

「シックスパッドってご存じですか？ テレビＣＭで見たことがあると思いますが、筋電気刺激を送って筋肉を振動させて腹筋などを鍛える器具があるんです。じつは、あれの足バージョンがあって、それがけっこういいらしいんですよ。最近はリハビリ施設でも足腰が衰えた方のために使っていると聞きます。家庭向けのタイプもあるので、興味があれば試してみるのもいいかもしれません」

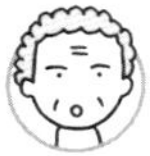

「へえー、知りませんでした……いまはいろいろな方法があるんですねぇ」

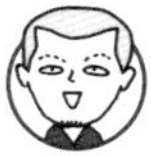

「ただ、筋トレをするにしてもこうした器具を使うにしても、寝たきりに向かう悪い流れをほんの少しゆっくりにすることはできるかもしれませんが、根本的な解決はできません。ひざが痛いし、歩くのもつらいとなってきたときに根本的な解決をする手

【図17】「仰向け足上げ体操」のやり方　※左右10回×3セット

①仰向けに寝る

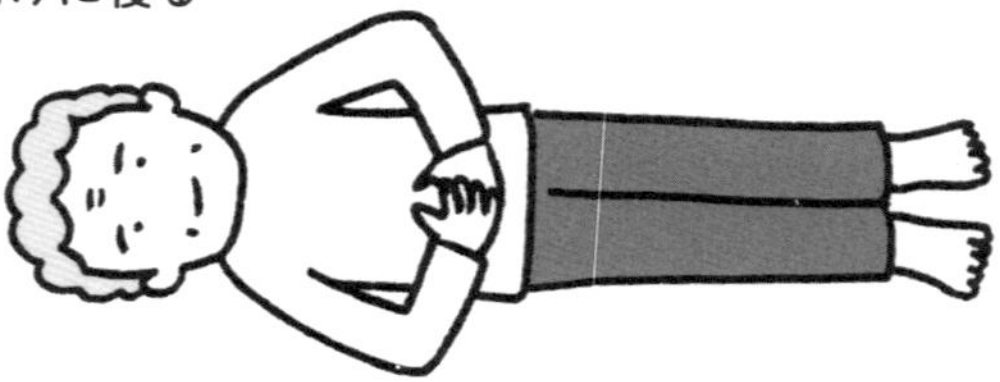

平らな場所で仰向けに横たわり、手をおへそのあたりで組む。
体が１本の棒になったようなつもりで全身をまっすぐ伸ばす。

②片足を外側へ開く

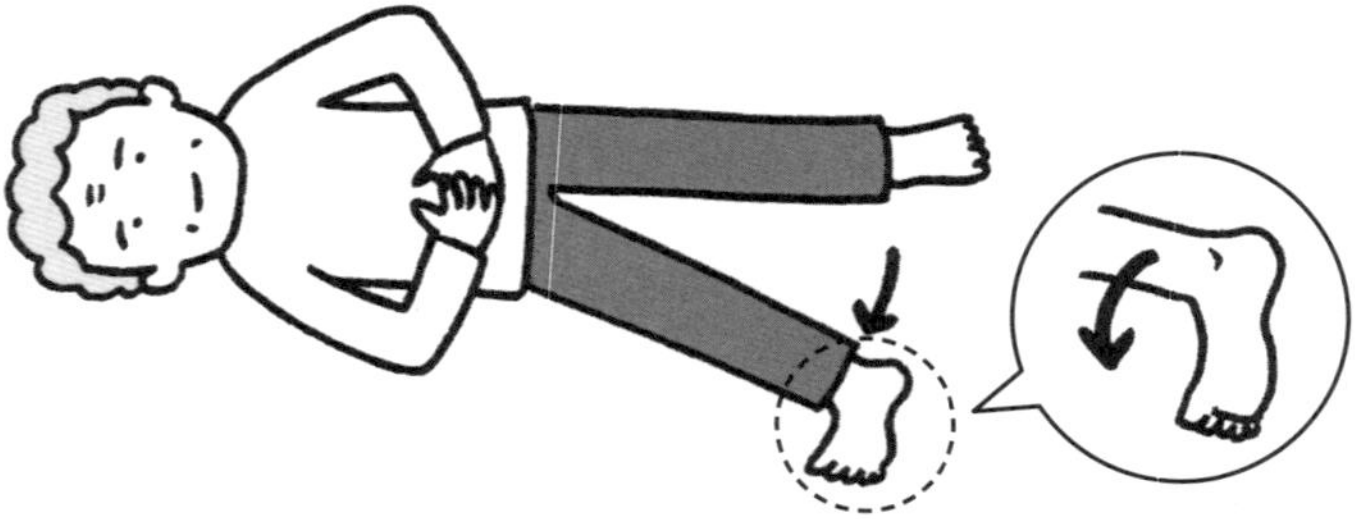

片方の足を肩幅より少し広めに外側へ開く。
そのうえで、開いた足のつま先を外側へひねる。このつま先のひねりが大事なポイント。

③開いた足を上下に素早く動かす

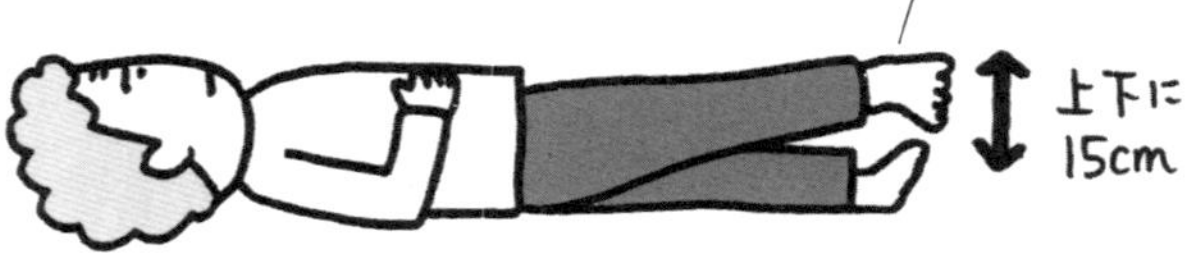

まず、開いた足を床から10㎝ほど浮かせる。そして、この位置を起点として、足を15㎝ほど上下にすばやく動かしていく。目安は左右それぞれ10回×３セット。足が床に着かないように気をつけながら、スピード感を持ってリズミカルに上下させるのがコツ。

【図18】「横向き足上げ体操」のやり方 ※左右10回×3セット

①横向きに寝そべる

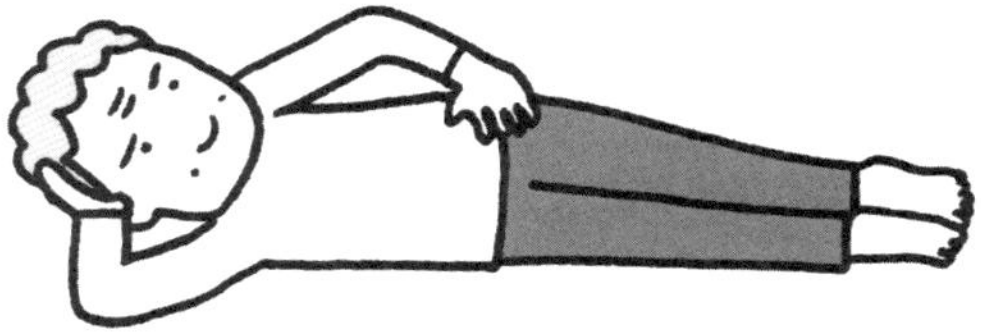

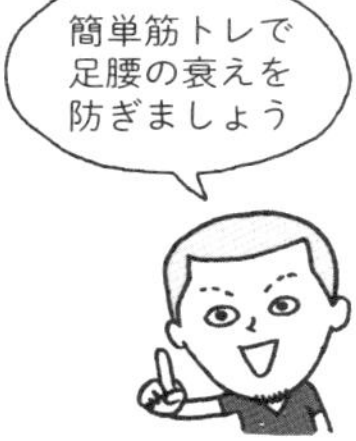

平らな場所で横向きに寝そべり、腕枕をして頭と上体を安定させる。
なるべく背すじと足がまっすぐになるように意識する。

②つま先を直角に曲げる

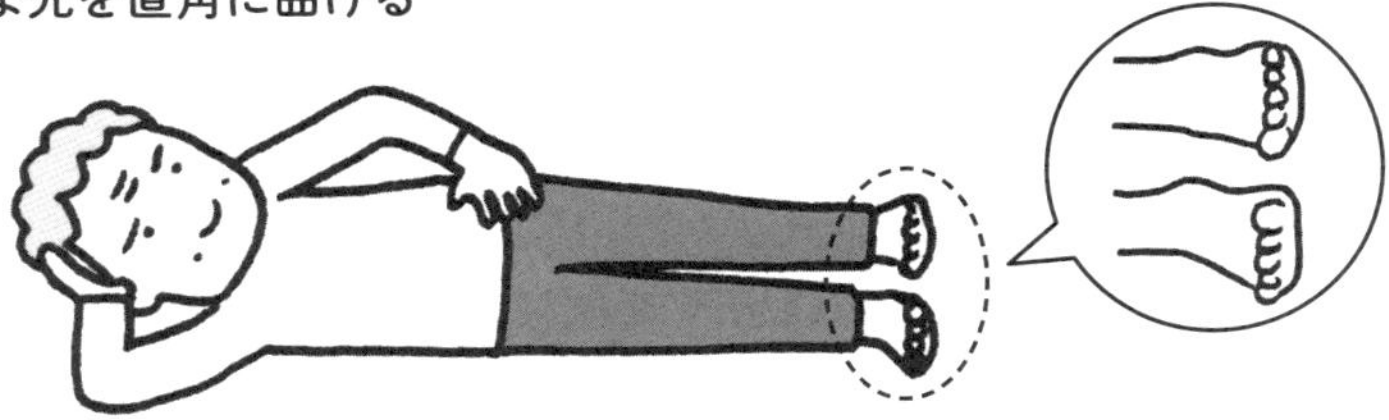

左右の足首に力を入れ、つま先が直角になるようにする。
この体操の間はこの「つま先を直角にした状態」をずっとキープしていく。

③上側の足を上下に素早く動かす

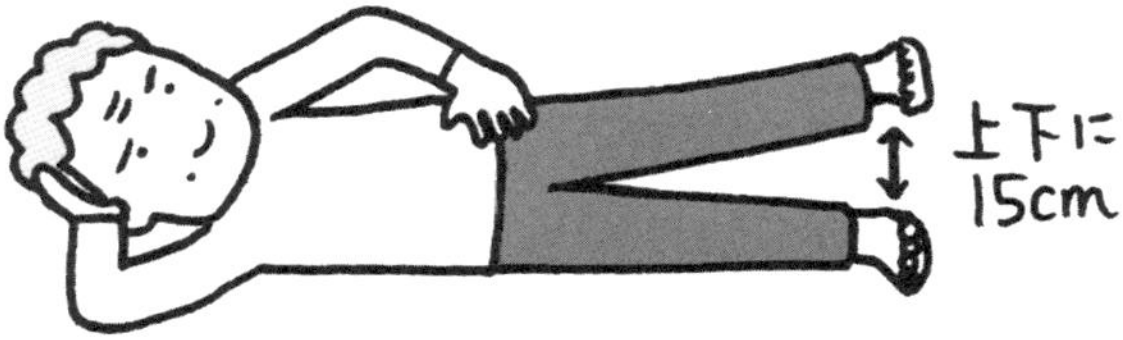

上側の足を上げ、15cmほど上下に素早く小刻みに動かしていく。
目安は10回×３セット。片方が済んだら、反対側も同じように行なう。
足を上下させる際は、反動をつけずに足の力だけで動かしていくのがコツ。

段は、やはり人工関節手術をするか再生療法を受けるかしかないと思ってください」

「どう？　お母さん、磐田先生のお話を聞いて、少しは〝手術を検討してみてもいいかな〟という気持ちが湧いてきたんじゃない？」

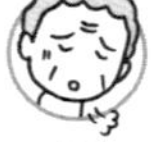

「うん……いや、でもねえ……」

わたしは口を濁したが、娘が言ったことは図星だった。やはり、歩けなくなったり寝たきりになったりという事態にはぜったいに陥りたくない……。それを確実に避けられるのなら、検討してみるのもたしかにアリかもしれない……。

それにしても、この先生の話すことにはいちいち妙に説得力がある……決して上っ面ではなく、ちゃんとわたしの問題に向き合ってくれているんだということが伝わってくる。娘の言う通り、このチャンスにいろいろ聞きたいことを聞いておいたほうがいいのかもしれないな――。

わたしはそう考えて、思い切って先生に質問してみることにした。

歳のせいにして治すのをあきらめると人生ソンする!?

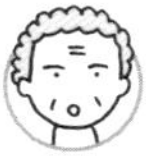

「あの、先生、ひとつ質問していいですか」

「はい。何でもどうぞ」

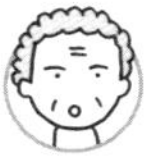

「わたし、もう82歳になるんですが、この歳になっても回復の見込みはあるんでしょうか。たとえば、仮に手術をするにしても、高齢だと手術ができないとか、高齢だとうまく痛みがとれないとかということはないのでしょうか」

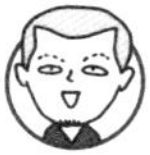

「人工関節手術は高齢でもあまり関係ありません。年齢が関係してくるのはむしろ若い方なんです。それというのも人工関節自体の寿命が20～30年なんですよ。このため、40代とか50代とかの段階で手術をすると、自分の寿命よりも人工関節の寿命のほうが先に来てしまい、入れ替え手術をしなくてはならなくなることがあります。でも、60歳以降であれば入れ替え手術が必要になるケースはほとんどありません」

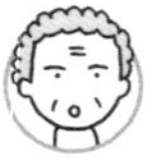

「どんなに高齢でも受けられるんですか？」

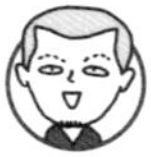

「あまりにO脚が進んでいたり、あまりに関節や筋肉が衰えてしまっていたりする場合は、うまく治りきらないケースも出てきます。ただ、そうでなければご高齢でも大丈夫です。90代で受ける人もいます。お母さまもまだまだ大丈夫ですよ」

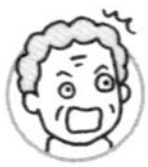

「そうなんですか。わたしはてっきり、〝手術をするにしても、もうぎりぎりのラストチャンスなのかな〟と思っていたんですが……」

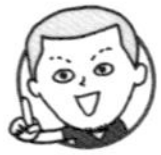

「手術を受けるか受けないかは、『年齢』や『軟骨のすり減り具合』よりも『痛みでどれくらい困っているか』という点で考えるべきなんですよ。たとえ、重症ではなく、軽症や中等症の段階であっても、日常生活に支障が出るくらい痛みで困っているなら、私は手術をしたほうがいいと思います。だって、せっかくの一度きりの人生なんですから、ひざの痛みのせいでやりたいことをあきらめたり、行きたいところに行けなくなったりするのはなんとしても避けたいですよね」

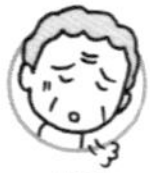

「そうですねえ……」

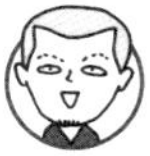

「誰にもあきらめたくないことはあるんです。手術をするのは最初みんな嫌がるんですが、『孫に会いに行くのをあきらめたくないから』とか『ゴルフをするのをあきらめたくないから』とか『杖をついて歩くような姿を他人に見られたくないから』といった理由で人工関節手術を決断する人も少なくありません」

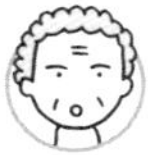

「なるほど……わたしも杖をついたり、カートや手押し車を押したりするのは避けたいですね。そういう状態になったら、行動範囲が狭くなって好きな歌舞伎やお芝居も見に行きづらくなってしまうでしょうし……」

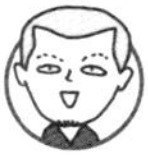

「そうです。お母さまも歌舞伎やお芝居を見に行くのをあきらめないでください。それに、手術をするにしても、杖や手押し車に頼るようになる前にやってしまうほうがいいんです。逆に言えば、〝このまま杖をついたり手押し車を押したりするようになったら嫌だなあ〟と考えるような段階になってきたなら、もうできるだけ早く手術をするのを検討していかないといけないと思います」

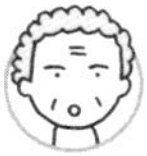

「じゃあ、いまのわたしなんか、まさに早く検討したほうがいい時期ということになるわけですか？」

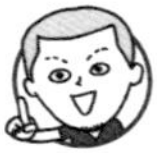

「そうですね。ちょっと前に『いつやるの？　いまでしょ』というフレーズが流行しましたよね。まさに『いまでしょ』という時期だと思いますよ」

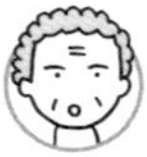

「……」

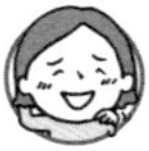

「ハハ……先生も古いですね！　お母さんもちょっとくらい笑って。ここは笑ってあげるべきところなんだから」

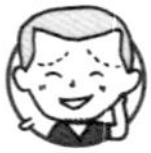

「いや、無理して笑っていただかなくても……」

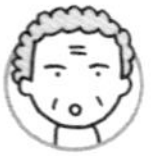

「すいません、気づかなくて……」

「……と、ともあれ、私はひざの痛みのせいで何もあきらめてほしくないんです。それに、痛みや衰えを歳のせいにしてほしくない。よく、ひざ痛の患者さんには『もう歳だから仕方ない』とおっしゃる方がいるんですが、歳のせいにして痛みを治すのをあきらめてしまってはダメです！　私は患者さんからこのセリフを聞くと、いつも無力感に襲われて悲しくなっちゃうんですよ」

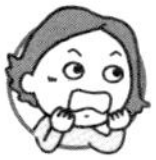

「あー、お母さん、そのセリフ、しょっちゅう言ってるわよね。何かあるたびに『もう歳だから仕方ないのよ』って、まるで口ぐせみたいに……」

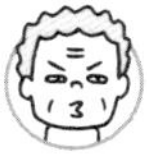

「あんた、何もここで言いつけなくてもいいじゃない……。でも先生、わたしはたしかに痛みや不調を歳のせいにして仕方ないと思ってきたところがあるんです。まるで、自分に言い聞かせるみたいにして……。だけど、仕方ないことだとあきらめる必要はまったくないわけですね」

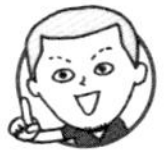

「もちろん、まったくありません。何もあきらめなくていいし、何もガマンしなくていいんです。ひざの痛みがとれれば、好きなときに好きなところへ行って好きなことをすることができます。いまの生活と比べてかなり自由な生活を送れるようになると思いますよ」

わたしは先生の話に少しずつ心を動かされていた。なかでも〝何もあきらめなくていいし、何もガマンしなくていい〟という言葉が妙に心に響いた。そういえば、最近は痛みのせいであきらめたりガマンしたりすることがとても多かったような気がする。不思議なものね。先生の話を聞く前はあれほど嫌だったのに、なんだか手術の話をもっとくわしく知りたくなってきたわ……。少し躊躇をしながらも、わたしはその気持ちを素直に口に出すことにした。

人工関節手術なら痛みを確実にとることができる！

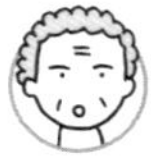

「あの……わたし、さっき『手術は嫌』って言ったばかりなんですけど……、手術の話、できればもう少しくわしくお聞かせいただけますか？」

「わかりました。では、ちょっと順序立ててお話しすることにしましょう。そもそも、変形性ひざ関節症の治療には『痛みをやわらげる治療』と『関節の根本的治療』とがあります。『痛みをやわらげる治療』に関しては、お姉さんに先日ご説明しましたね（PART2参照）。いわゆる対症療法であって、ヒアルロン酸注射や接骨、整体、鍼灸、それに筋トレやストレッチ、インソールによるO脚治療などもここに含まれます。ただ、お母さまのように、こうした『痛みをやわらげる治療』をいろいろ試したけれど、あまり効果が上がらなかったという場合、最後の手段として『関節の根本的治療』を検討することになります」

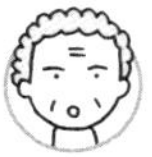

「それが手術ですか？」

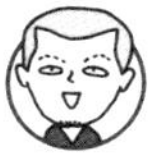

「『関節の根本的治療』に該当するのは、再生医療と手術治療です。再生医療についてはまた後で説明することにしますね。で、ひざの手術治療には3つの方法があります。それが『関節鏡手術』『骨《こつ》切り術』『人工関節手術』の3つです」

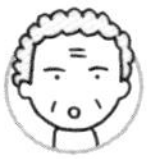

「手術といってもいろいろあるんですね」

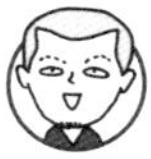

「ええ。ただ、3つのうちの関節鏡手術は半月板《はんげつばん》や靭帯《じんたい》を治すための内視鏡手術ですし、骨切り術はO脚が進みつつある方のための矯正手術です。これらはいまのお母さまのひざの状態には向きません。ですので、ここではお母さまのひざを治すのに適した手術・人工関節手術を中心に話をしていくことにしましょう」

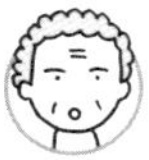

「人工関節というと、ひざの関節を人工物に取り換えるんですよね……」

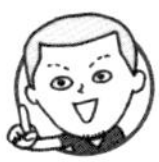

「そうです。ひざ関節の表面を薄く切り取って、チタンなどの金属でできた人工関節をかぶせていくんです。日本だけで年間9万人の方々がこの手術を受けています。

【図19】変形性ひざ関節症の治療法の早わかり図

痛みをやわらげる治療

- ▶ 湿布・飲み薬
- ▶ ヒアルロン酸注射
- ▶ インソール・サポーター
- ▶ 筋トレ・ストレッチ・体操など

→ **整形外科で治療や指導が可能**

- ▶ 接骨・整体
- ▶ 鍼灸・漢方
- ▶ サプリメント
- ▶ その他民間療法

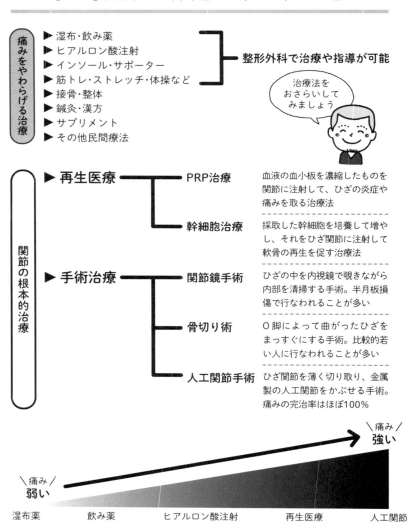

関節の根本的治療

▶ **再生医療**	**PRP治療**	血液の血小板を濃縮したものを関節に注射して、ひざの炎症や痛みを取る治療法
	幹細胞治療	採取した幹細胞を培養して増やし、それをひざ関節に注射して軟骨の再生を促す治療法
▶ **手術治療**	**関節鏡手術**	ひざの中を内視鏡で覗きながら内部を清掃する手術。半月板損傷で行なわれることが多い
	骨切り術	O脚によって曲がったひざをまっすぐにする手術。比較的若い人に行なわれることが多い
	人工関節手術	ひざ関節を薄く切り取り、金属製の人工関節をかぶせる手術。痛みの完治率はほぼ100%

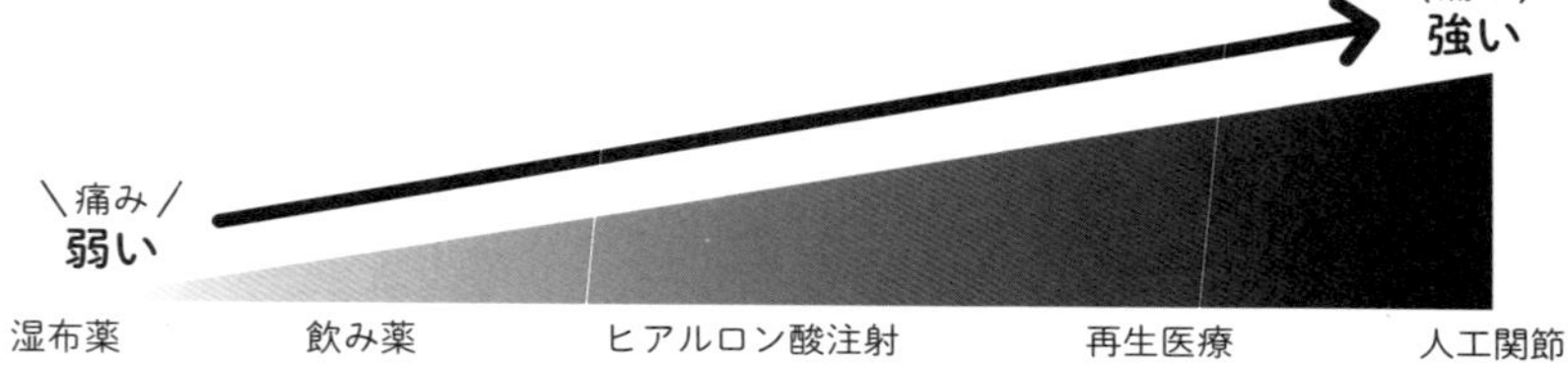

この手術の最大のメリットは、なんといっても確実に痛みをとれることです（P.169 図20）。人工関節手術を受けた患者さんのじつに96%が〝受けてよかった〟と回答しています」

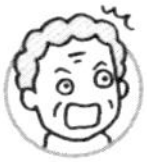
「96%！ すごいですね。確実に痛みがとれるというのは、手術をしたとたん、一気に痛みとさよならできちゃうんですか？」

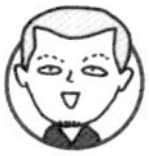
「いや、正確に言うと、術後しばらくは手術をしたときの傷の痛みが多少残ります。ただ、手術前に悩まされていた痛みとは完全にさよならできるはずです」

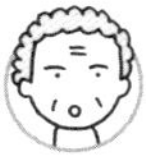
「もちろんデメリットもあるんですよね」

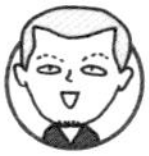
「そうですね。いちばん大きなデメリットは、約1か月入院しなくてはならないことです。手術自体は割とすぐ済むんですが、その後のリハビリ期間がけっこう長いんですよ。ですから、当然1か月の間家を空けなくてはならなくなる……。家事とかお孫さんのお世話とかをやっていてなかなか家を離れられない人にとっては、1か月はけっこう大きな制約になりますよね」

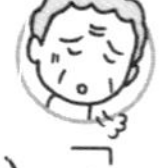

「そうか……1か月もかかるんですね。まあ、わたしの場合は子どもたちも独立していまひとり暮らしですので、別に大きな支障はないんですが……。でも、手術で1か月も入院するとなると、費用もけっこうかかるんじゃありませんか？」

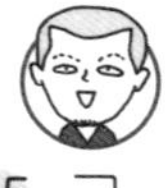

「いや、それがですね、人工関節手術は保険や高額療養費が適用されるので、全部で15万円ほどで済むんですよ」

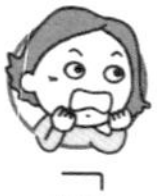

「15万！　先生、それ、本当ですか？」

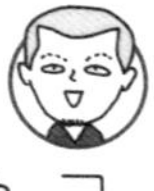

「本当です。じつはもともとの医療費は３８０万もかかっているんですけれど、保険やら何やらの驚異的なディスカウントでおひとり様15万円のお支払いです。しかもこれ、検査費用、手術費用はもちろん、リハビリ入院中の食事代、ベッド代、全部込みのお値段ですから」

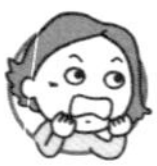

「めっちゃくちゃお安いじゃないですか……。お母さん、これ、ぜったい手術受けるべきよ。1か月のお泊まりでたった15万！　それでひざの痛みと確実にさよならできて、しかも、歩けなくなるリスクや寝たきりのリスクともさよならできちゃうんだか

【図20】人工関節手術は痛みを大きく改善する

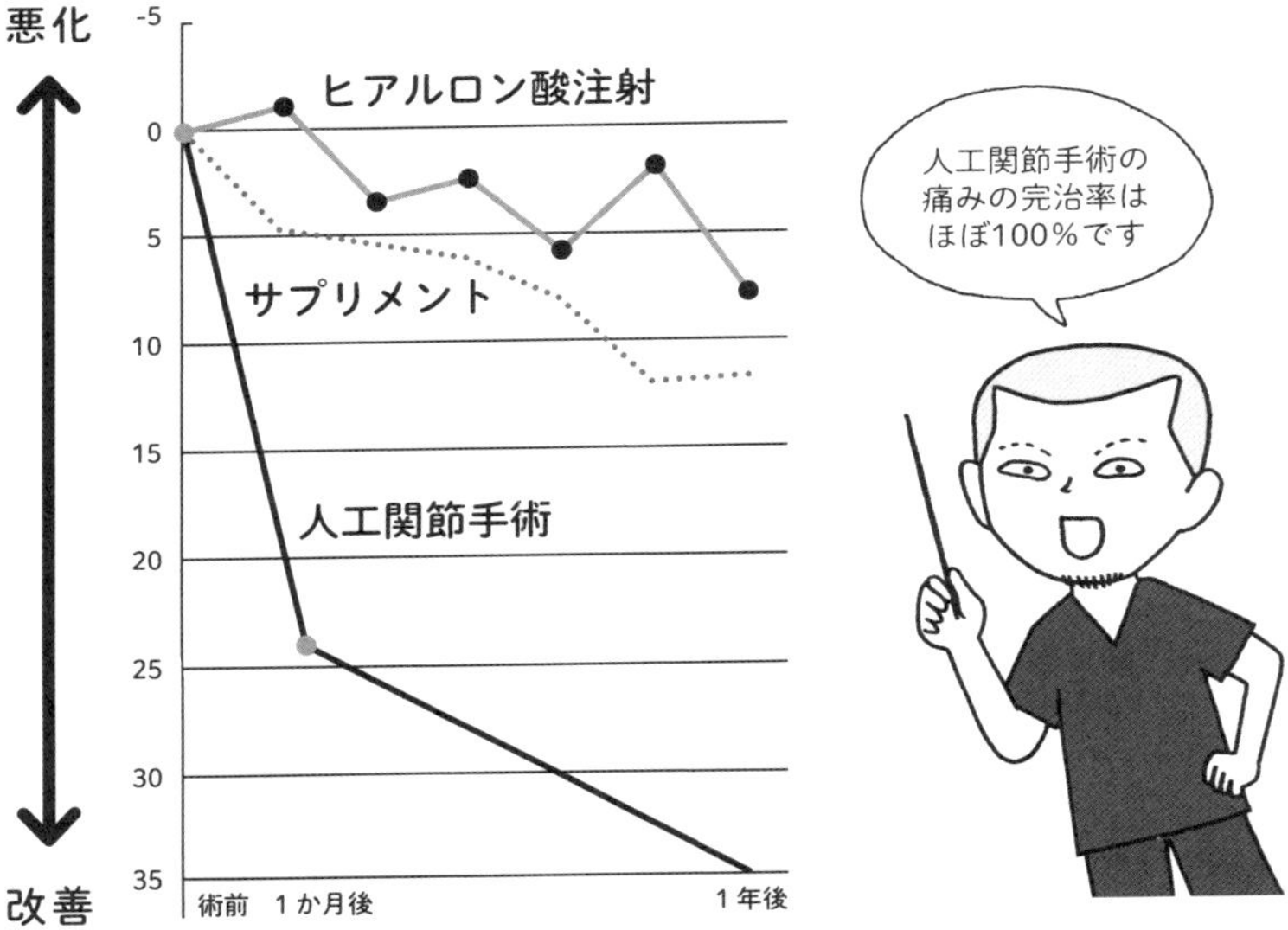

人工関節手術のメリット＆デメリット

メリット	デメリット
・確実に痛みを取れる ・費用が割安（約15万円）	・約1か月の入院が必要 ・手術後の傷の痛みがある ・人工関節の細菌感染のリスク（1%）

ら……。めちゃくちゃお得だし、ぜったいにアリ！　入院中はあたしが着替えとか持っていってあげるし、留守中の家の掃除とかもしといてあげるから……。それなら何の問題もないし、いろいろいいことが盛りだくさんじゃない！」

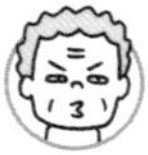

「何ひとりで興奮してるのよ……。手術を受けるのはわたしなんですからね」

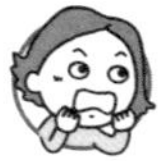

「だって、もしお母さんが寝たきりとかになっちゃったら、お母さんの面倒を見るのはあたしなのよ。お母さんの問題は、あたしの問題でもあるんだから……。とにかく、将来のことを考えたら、いまのうちに人工関節手術を受けて、寝たきりの心配や不安を振り払っちゃったほうがいいわよ」

「そりゃそうかもしれないけど……」

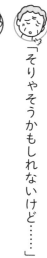

「ハハハ……そのあたりは、ご家族でじっくり検討してください。何もいま決める必要はないので。ただ、人工関節手術を受けることで患者さんのクオリティ・オブ・ライフ（生活の質）が大きく向上するのは事実です。お姉さんがおっしゃったように、寝たきりのリスクを下げるのはもちろんですが、旅行や温泉に行ったりすることもで

きるようになりますし、ハイキングをしたりゴルフをしたりすることもできるようになります。きっと、これからの人生をいろいろ楽しめるようになっていくはずですよ」

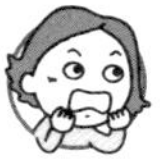

「そうよ、お母さん、まだまだ歌舞伎やお芝居を楽しみたいんでしょ。手術を受ければあたしたちや弟君たちとみんなで一緒に旅行に行ったりすることもできるんだから……。きっと、いま受けとかないと人生ソンするわよ」

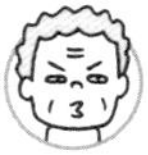

「わかったわよ。ともかく、前向きに検討してみるわ。でも先生、ずいぶんいいことばかりのようですけど、他にデメリットはないんですか？」

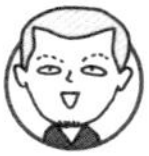

「そうですねえ。1%とかなり確率は低いんですが、人工関節に細菌が感染するリスクはあります。通常、体への細菌感染は免疫細胞が守っているわけですが、なにしろ人工物なもんで、その免疫のシステムが働かないんですよ。まあ、99%の人は大丈夫なんですが、一応リスクのひとつです」

どうやらわたしは、ひざの手術に対してだいぶ思い違いをしていたようだ。これまでは「とても怖そうな手術だ」というイメージだけで勝手に不安をふくらませてしまっていた。

でも、ちゃんと聞いてみれば、まったくそんなことはないみたいだ……。

プラス・マイナスを秤《はかり》にかければ、プラス面のほうがかなり大きいし、これは娘の言う通り、いまのうちに手術を受けとかないと、人生ソンをするかもしれないわね……。わたしは自分の心境の変化を不思議に感じつつ質問を続けた。

再生医療なら手術&入院なしで日帰りの治療が可能

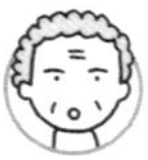

「ところで、さっき先生がおっしゃってた再生医療というのは、どういう治療法なんですか？」

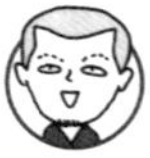

「再生医療は、機能不全に陥った組織を生きた細胞などを注入することで機能を修復再生させていく医療です。変形性ひざ関節症の再生医療では、『PRP治療』と『幹《かん》細胞《さいぼう》治療』というふたつの方法があります」

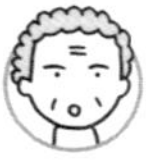

「なんだか難しそうですね」

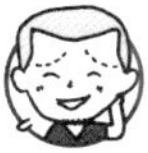

「すいません。では、なるべく簡単に説明します。PRP治療のほうは血液の血小板を濃縮したものをひざ関節に注射する治療法です。血小板には『成長因子《せいちょういんし》』という物質が含まれていて、これが組織や細胞に働きかけて治癒力を高めたり炎症を抑えたりするんです。これによってひざの痛みが改善するんですよ」

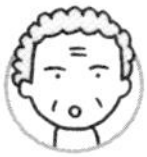

「もうひとつのほうは……」

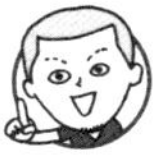

「幹細胞治療のほうは、ひざの軟骨を再生させるのを目的としています。この治療では、まず軟骨のもととなる幹細胞を体から採取する必要があります。私の場合は、ひざ関節の滑膜《かつまく》から幹細胞を採取して、これを1か月かけて培養します。培養して細胞の数を1億個まで増やすんです。そして、そうやって増やした幹細胞をひざ関節の壊れた部分に再び注入して、軟骨の再生を促していくわけです」

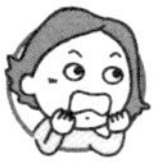

「あれ？　先生、たしか一度すり減ったひざの軟骨は再生しないんじゃ……」

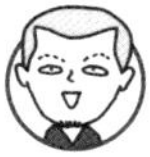

「この幹細胞治療だけは例外なんですよ。軟骨を再生できる唯一の方法と言ってもいいでしょう。軟骨がしっかり再生すれば、痛みもなくなり、変形性ひざ関節症を根本

的に治療することにもつながっていきます（P.176図21）」

「だけど、たぶんこの再生医療にもメリットとデメリットとがあるんですよね」

「さすがお母さま、勘が鋭いですね。まったくその通りで、大きなメリットは『手術をしないで済む』『入院しないで済む』のふたつでしょうね。じつは再生医療を選択する方々には『手術は嫌』『入院するのは嫌』『人工物を入れるのは嫌』という人が多いんですよ。先にお話しした『手術拒否症候群』タイプの方々ですね」

「……つい先ほどまでのわたしみたいなタイプですね」

「ハハ……。まあ、『手術だけはどうしても嫌』という方は本当に多いんです。で、そういう方々が『手術以外に痛みをとる方法は他にないの？』となって、再生医療という方法を検討するようになるケースが目立ちます。なにしろ、再生医療ならほとんど注射だけで済みますからね」

「人工関節手術みたいに、1か月も入院する必要もないんですね」

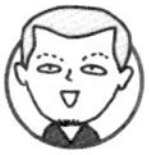

「ええ。入院の必要はまったくありません。幹細胞治療の場合だと細胞の培養にある程度の期間がかかりはしますが、その間の通院はすべて日帰りで対応できます。ですから、仕事がとても忙しい方とか、どうしても手術のために1か月入院するような時間はとれないという方は、やむなくこっちを選ぶ場合も多いですね」

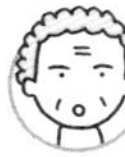

「なるほど……手術なし、入院なしで日帰りで済むというのは、けっこう大きな魅力ですね。それで、デメリットのほうは？」

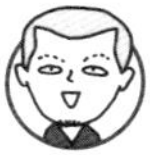

「はい。デメリットは『効果に個人差がある』という点と『費用が高くつく』という点ですね。『効果に個人差がある』ということは、簡単に言えば、効く人にはよく効くけれど、効かない人には効かないということです。効く人の場合、ひざの痛みで杖をついて歩いていたような人がスキップで走れるようになったケースもあります。一方、効かない人の場合では、高い治療費を払ったのにほとんど痛みが取れなかったというようなケースも起こり得るんです」

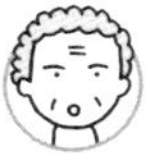

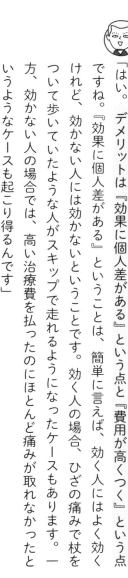

「……もし効かなかったら困りますね。費用のほうは、高いといってもだいたいどれくらいなんですか？」

再生医療（幹細胞治療）の治療例

症例1　71歳女性

治療前　　　　治療後１か月

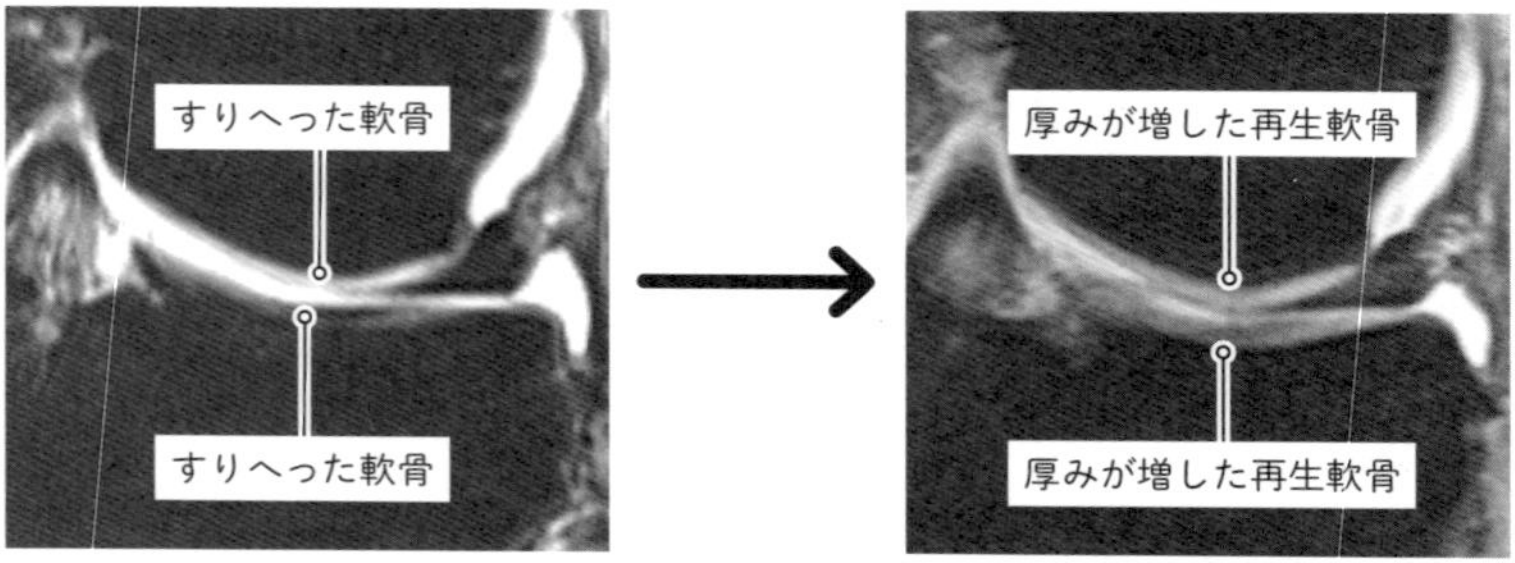

MRI撮影をしたところ、軟骨がすり減っているのが確認された。手術はしたくないという本人の意向で幹細胞治療を行なったところ、投与後1か月ですり減っていた軟骨が再生。この画像でも軟骨がはっきりと厚みを増しているのがわかる。

症例2　49歳男性

治療前　　　　治療後３か月

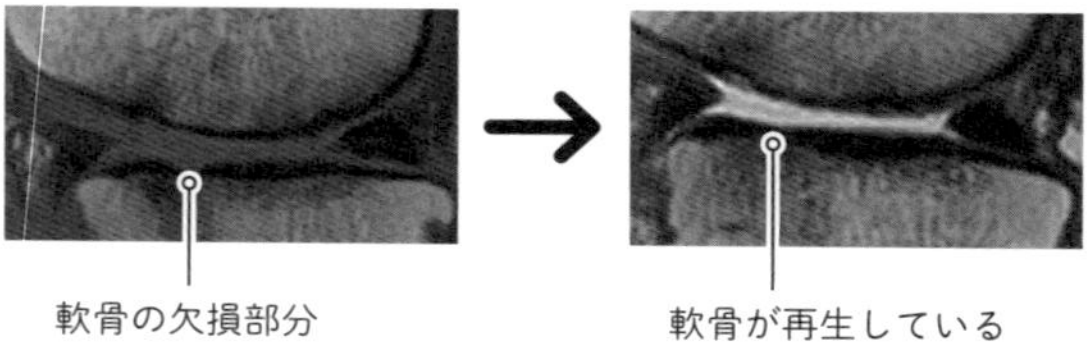

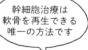

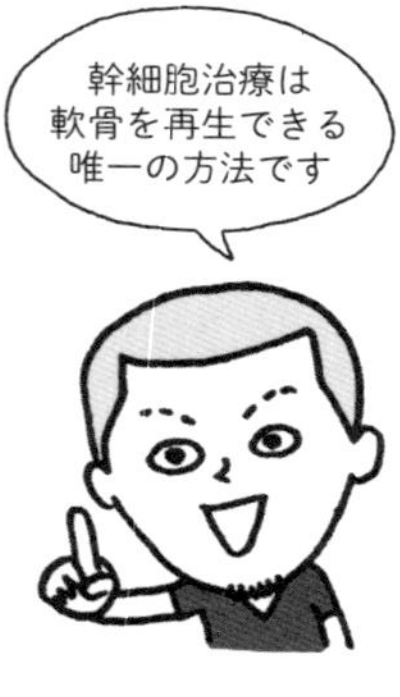

半月板損傷に対して内視鏡手術を行なったが、術後徐々に軟骨がすり減って痛みが増悪したため、幹細胞治療を行なった。投与後1か月で少し軟骨再生を認めたが痛みは引かず、経過をみていたところ投与後3か月目で軟骨再生が確認され、痛みも半減した。

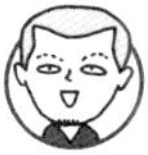

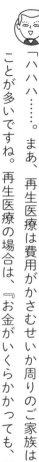

「医療機関によっても差があるんですが、私のところでは約150万円です。保険の利かない自由診療なので……」

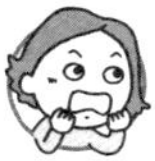

「うわっ、150……。お母さん、よく考えて。こっちは150万、一方の手術のほうは15万……ちょうど10倍よ」

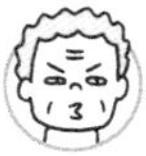

「わたしが出すお金なのよ。それに、こっちだって検討の余地はあると思うわ……」

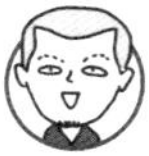

「ハハハ……。まあ、再生医療は費用がかさむせいか周りのご家族はあまり勧めないことが多いですね。再生医療の場合は、『お金がいくらかかっても、どうしても手術は嫌だから』ということでご本人が周りを説き伏せて引っ張っていくことが多いです」

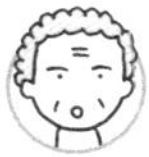

「あの、なかには、再生医療と人工関節手術を両方やるような人もいるんですか？」

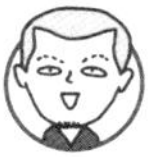

「いらっしゃいますよ。多いのは、効くか効かないかわからない再生医療をダメもとでやってみて、効けば結果オーライ。もし効かなかった場合は仕方ないから人工関節手術を受けようというパターンですね。ひざの再生医療は自分自身の血小板や幹細

胞を使うため、ほとんど副作用がありません。体への負担も少ないし、とても安全性の高い治療法なので、『別に受けといてソンはないから、とりあえずトライしてみるわ』という方もいらっしゃいます」

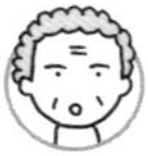

「わりと気軽に受ける人も多いんですね」

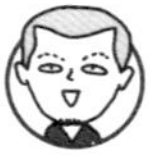

「そういう方も少しずつ増えてきました。ただ、再生医療はまだできたての新しい医療です。提供できる医療の質にも、医療機関によってかなりの差があるのが現状です。再生医療を受ける場合は、きちんとした治療実績のある医療機関を選ぶことも必要だと思います」

「先生も再生医療はお得意なんですか？」

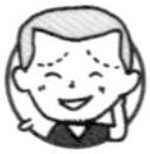

「あの……、私、一応、再生医療も専門なんですが……。もちろん人工関節手術もたくさん手がけてますし、ひざ痛全般のことを広く網羅してやってはいますけど……」

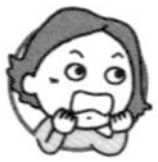

「そ、そうだったんですね……。知らぬこととはいえ失礼しました」

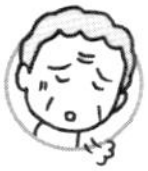
「もう……あんたはいつもそんな調子なんだから……」

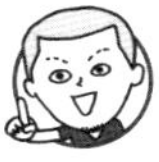
「ともあれ、ここまでお話ししたように、人工関節手術にも再生医療にもそれぞれメリットとデメリットがあります（P.180 図22）。お母さまもよく比較検討して、ご家族とも相談しながら選ぶようにしてみてください」

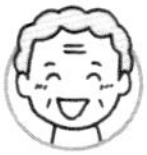
「わかりました。家に帰って、じっくり検討することにいたします」

人工関節手術を受けるか、再生医療にトライするか——まだ結論は出していないが、たぶんわたしは近々どちらかを受けることになるだろう。わたしにしてみれば、そういう気持ちになっただけでも大進歩よね。なにしろ、これまでは半ばあきらめて痛みをガマンするだけだったんだから……。

きっと、今日磐田先生の話を聞かずにいたら、何もしないまま足腰を弱らせて寝たきりコースへまっしぐらだったんだろうな……。だとすると、今日わたしは人生の大ピンチから救い出されたのかもしれない……。これは、この機会をつくってくれた息子や娘に感謝しなくちゃならないわね。そんな考えを巡らしながら、わたしは隣にいる娘に目を向け、心の中で『ありがとうね』と言った。

【図22】人工関節手術と再生医療の比較

	人工関節手術	再生医療（幹細胞治療）
痛みをとる効果	確実に痛みがとれる	個人差がある
入院・通院	約１か月の入院	すべて日帰りの通院でOK
価格	約15万円	約150万円（医療機関によって差がある）
手軽さ	手術とリハビリが必要	注射だけで済む
医療の質	どこで受けても差がない	医療機関によってかなりの差がある
副作用	人工関節に感染のリスク	副作用ほぼなし

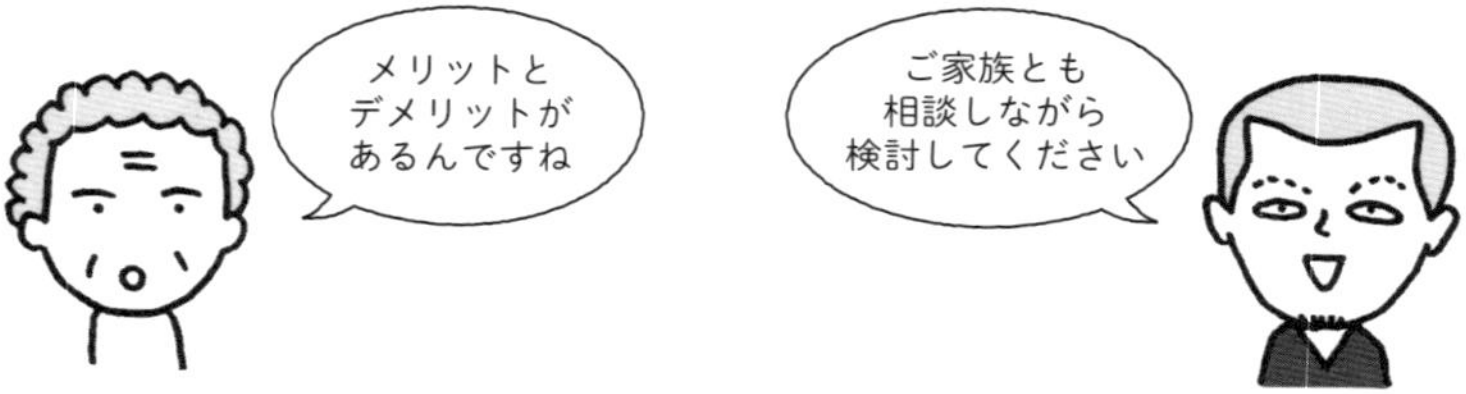
メリットとデメリットがあるんですね
ご家族とも相談しながら検討してください

ひざの痛みをとれば「充実した第3の人生」を歩むことができる

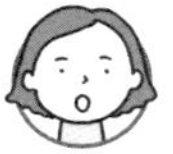

「先生、あともう少しだけお話ししていても大丈夫ですか？」

「はい。大丈夫ですよ」

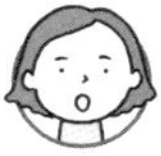

「今日、手術の話を伺って、わたし、〝人の老後の人生ってひざの痛みを取るか取らないかでものすごく大きく変わるんだな〟って思ったんです。歩けるか歩けなくなるか、寝たきりになるかならないかがこれで決まってくるんだから、『幸せな明るい老後』を送れるか『つらくて暗い老後』を送るかってくらい大きな差が生まれますよね」

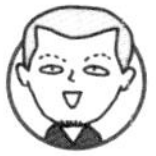

「そうですね。そう思います。人生の最終コーナーを自分の足でしっかり走ってハッピーエンドでゴールできるか、それとも足を弱らせて寝たきりのような状態でゴールすることになるか、そういう差が生まれる可能性はありますね」

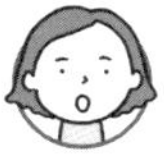

「でも、ひざの痛みをどうやってとるかって、情報もないし、みんな知らされてない

ですよね。わたしだって弟から紹介されて先生のお話を聞いてなければ、何もわからず迷子のままだったでしょうし、母だって今日先生のお話を聞いていなければ、何もわからないままみすみす衰えていっちゃったかもしれませんよね」

「そうね……。今日あんたに連れてきてもらわなかったら、たぶんわたしはもうあきらめちゃって何もしてなかったと思うわ……」

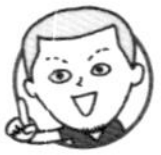

「こういうことをちゃんと説明するドクターが少ないことも問題なんですよ。ひざ痛患者の方々に正しい情報が行き渡っていないんですね。私などはこの世界ではかなり少数派ですから……。でも、ひざの痛みを抱えている人は本当はみんな一度立ち止まってちゃんと考えるべきなんです。とくにご高齢の方々は、ちゃんと情報を得て、家族と一緒になってどうするかを早めに検討していくほうがいい」

「そうですよね。それで人生ガラッと変わっちゃうかもしれないんですものね」

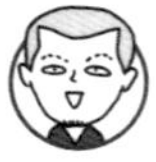

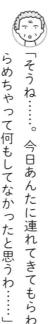

「そういえば、いつだったかある患者さんから『先生のおかげで第3の人生を歩めます』って言われたんですよ。よく、子どもが巣立ったり定年になったりした後の時間

を『第2の人生』って呼びますよね。その患者さんは〝自分の『第2の人生』も、ひざが痛くなって足腰が弱って、このまま先細りしていくんだろうなあ〟って思っていたというんです。ところがひざの手術をしたら痛みもなく調子よく歩けるようになった……。ひざの痛みを取ったおかげで『第3の人生』が開けたというわけですね」

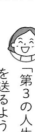

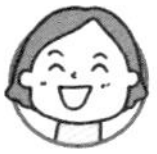

「第3の人生かあ……。いいですね、それ。お母さんもこれから充実した第3の人生を送るようにしなきゃね……。あれっ、お母さんちょっと涙ぐんでる？」

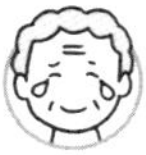

「いや別に……。いいお話を聞いたんで、ちょっと感動しただけよ」

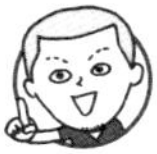

「……とにかく、ひざの痛みのために自分の人生の何かを犠牲にしたりこれから先の人生をあきらめてしまったりするのはもったいないですよね。痛みはつき合ったりガマンしたりするものではありません。痛みさえちゃんととれば、人生何もあきらめなくていいし、何もガマンしなくていいんですよ」

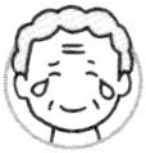

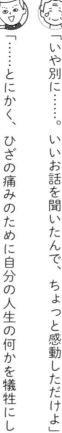

「……あ、ありがとうございます」

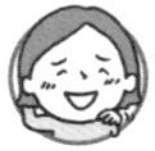

「お母さん、ほら、涙ふいて。……わたし、先生にお会いするまでは、ひざ痛って一生つき合っていかなくちゃいけない病気だと考えていたんです。でも、先生のお話を伺ってだいぶイメージが変わったというか……なんて言うか、こちらからちゃんと働きかけていけば、着実に痛みをなくしていける病気なんですよね」

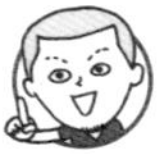

「そう、そうなんですよ。そこをご理解いただけて、私もうれしいです。やることをちゃんとやってこちらから働きかけていけば、痛みはなくしていくことができます。痛みがなくなって普通にいつも通りの活動ができるようになれば治ったも同然です。予防やケアをするにしても手術をするにしても、そういう痛みのない状態にまで何とか持っていくのが私たち整形外科医の使命です。だから、私はひざ痛の患者さんによく言うんですよ。痛みがなくなるまで一生つき合いますよって……」

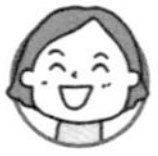

「世の中の整形外科のお医者さんがみんな磐田先生みたいな人だったらいいんでしょうね。そしたらひざ痛で悩む人がすっごく少なくなるかも」

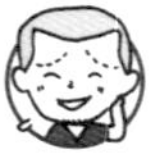

「ハハハ……、世の中の医者がみんな私みたいな怖い顔になったら、患者さんが整形外科に来なくなりますよ。逆にひざ痛の患者さんが増えちゃうんじゃないですか？」

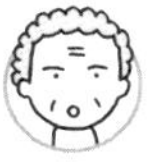

「……？」

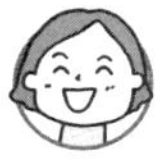

「ほら！　お母さん、ここ笑うとこだから。……それにしても先生、ご自身でちゃんと自覚されてたんですね」

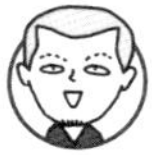

「……自覚？　何をですか？」

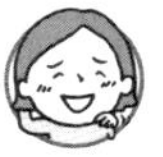

「……いえ、何でもありません。先生、今日は本当にありがとうございました。母も私も先生のお話を聞けて本当に助かりました。それに、とても勇気づけられた気がします。ひざのことで何か迷うことがあったら、また伺ってもいいですか？」

「もちろん。いつでもいらしてください。では、お姉さんもお母さまもお大事に。弟さんにもよろしくお伝えください」

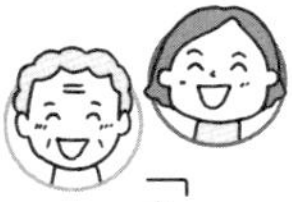

「ありがとうございました‼」

PART 3 重症期のまとめ

1. 「もう歳だから……」は禁句！ 歳のせいにしてひざの痛みを治すのをあきらめてしまってはいけない。

2. 重症段階で「歩くだけでもひざが痛い人」は無理に歩かないほうがいい。痛みをガマンして歩くと、よけいひざ痛が悪化する。

3. 人工関節手術を行なえば、痛みは確実にとれる。約1か月の入院は必要だが、費用が安く済み、寝たきりなどの不安を解消させることも可能となる。

4. 再生医療は「手術なし」「入院なし」でできる治療法。ただし、費用が高く、効果には個人差がある。

5. ひざ痛は「一生つき合わなくてはならない病気」ではない！ ケア対策や手術で痛みをとれば、人生を自由に楽しむことができる。

エピローグ

電話がかかってきた。私はパソコンのキーボードを打つのをやめてスマホを手にした……

ああ、姉貴からだ。

「もしもし……」

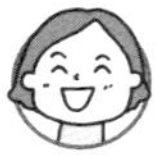

「ああ、もしもし……、いまねえ、磐田先生のところを出て近くの公園からかけてるんだけどさぁ。お母さんも一緒よ」

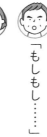

「そっか、今日先生の話をふたりで聞きに行くって言ってたんだっけな。で、どうだった？」

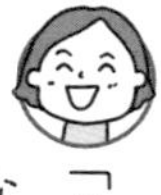

「うん、とてもよかった。先生のおかげでお母さんもちゃんとひざを治そうって気になってくれたみたいだし……。お母さんもあんたにお礼言っといてくれってさ」

「おお、そいつはよかった。先生に対して失礼はなかった？」

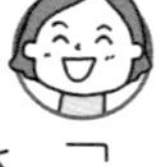

「じつは最初『手術はぜったい嫌だ』って言い張って、ヒヤヒヤさせられたんだけどさ……でも、やっぱあんたの言った通り、あの先生はすごいわ。どうすればいいかの道筋をちゃんと示して、お母さんのことを納得させてくれたわよ」

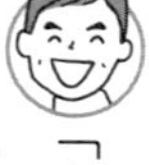

「……そうか、じゃ、来週また先生のところに取材に行くから、おれからもお礼を言っとくよ。なにせ親子3人ともお世話になっちゃってるんだからな……」

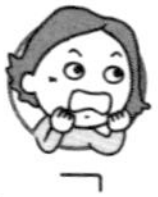

「でも、あんた、これから責任重大よ。あたしたちみたいにひざの痛みで悩んでいる人間はたくさんいるんだからね。磐田先生に取材して、そういうたくさんのひざ痛患者さんを救うような本を書かなくちゃいけないのよ」

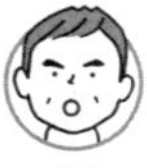

「ああ、わかってるって……。それより、今度会ったときにでも磐田先生にどういう

話を聞かせてもらったか教えてくれよ。それも原稿をまとめる材料にするからさ」

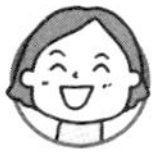

「うん、わかった……。ああっと、そろそろ行かなくちゃ……あたしたちこれから歌舞伎を見に行くのよ。ひざの痛みのためにこういう人生の楽しみをあきらめちゃいけないって先生に教わったの……お母さんもなんか久しぶりに生き生きしているわ。じゃね。ありがと。また連絡するわ」

その通話は一方的に切れた。相変わらずせわしない姉貴だ……。

でもまあ、よかった……姉貴も母さんもちゃんと進むべき方向性が見えたみたいで……。それにしても、「ひざの痛みのために人生の楽しみをあきらめちゃいけない」か——。あの先生らしい言葉だな。おれもいまのうちから予防対策をしっかりやって、自分にとって大切なものを失わないようにしていかなきゃいけないな……。

そうだ……今回のひざ痛取材の進捗状況を編集のＩに連絡しておくことにするか——。おれだけじゃなく母さんや姉貴まで磐田先生のお世話になってるって言ったら、たぶんびっくりするだろうな……。

私はもう一度スマホを手に取ると、Ｉが驚く顔を思い浮かべながら画面をスクロールし、電話をかけた。

おわりに

丸刈りで目つきの悪い整形外科医の磐田です（笑）。
本書を手に取っていただきありがとうございました。

じつはぼく自身もひざが痛くなったことがありまして……。下手に知識があるもので、〝あの病気か？〟〝こういうダメージも考えられるな……〟とかなり不安になったものです。

また別の時期にはスポーツで顔面を骨折したこともあります（そのせいで目つきが悪くなったかもしれません）。
担当のドクターに診察時に言われたことを理解していたつもりでも、後から〝これってどうなんだろう〟とか〝アレを聞いておけばよかった〟とか、ドクターと関わったわずかな時間にいろいろな医学情報を聞く難しさを体験して、これは自分の「気持ち」とか「思い」まで語るのは至難の業だなぁ……って感じました。

このような実体験からも医療の基本は〝患者様との信頼関係〟と思っていますが、信頼関係を構築するにはコミュニケーションが大切です。

ドクターはその患者様のためにと思って治療をしているはずですが、患者様の思いや望みは人それぞれ。ご自身の疑問や希望を思い切ってぶつけてみることで治療に必要な最初の一歩の〝信頼関係〟が生み出されるのだと思います。

もしそれでドクターがめんどうくさそうにしていたら、そのドクターにかかるのはやめちゃいましょう（笑）。

歳のせいだから、太っているから、とかそういうことは抜きにして、ご自身や周りの方が幸せに生活ができるベストな方法を考えてみませんか？

本書がそんな希望を持てるきっかけになればいいな、と思いながらおわりの言葉とさせていただきます。

磐田振一郎

著者　**磐田振一郎**（いわた・しんいちろう）

1971年生まれ。1996年に慶應義塾大学医学部卒業後、2010年まで同大学関連病院整形外科勤務。2004年にスタンフォード大学工学部に留学し、客員研究員としてひざ関節の動作解析および軟骨のMRI測定について研究。帰国後は、各地の総合病院にてフリーの整形外科医として人工膝関節手術をはじめとした手術の執刀、診療に携わる。手術件数は、過去25年間で2000件を超える関節手術のエキスパート。2009年に、鍼灸院、接骨院など他職種との連携、情報交換を図り、患者の生活の質の向上を目指して「NPO法人 腰痛・膝痛チーム医療研究所」を設立。現在は関東、関西数か所の医療機関でひざ関節の手術や再生医療を行なうかたわら、関節治療の訪問診療を行なう「リソークリニック」も管理運営している。

医学博士
日本整形外科学会認定整形外科専門医
日本再生医療学会認定再生医療認定医
日本スポーツ協会公認スポーツドクター
▶リソークリニックホームページ　https://riso-clinic.com

＜STAFF＞
イラスト　坂木浩子
デザイン　タイプフェイス（谷関笑子）
編集協力　高橋 明
校　正　くすのき舎

「もう歳だから…」と言わずに、
変形性ひざ関節症 今度こそ治す方法を教えてください！

2021年2月10日　第1刷発行

著　者　磐田振一郎
発行者　永岡純一
発行所　株式会社永岡書店
〒176-8518　東京都練馬区豊玉上1-7-14
代表☎ 03(3992)5155　編集☎ 03(3992)7191
DTP　編集室クルー
印刷　精文堂印刷
製本　ヤマナカ製本

ISBN978-4-522-43872-5　C2077